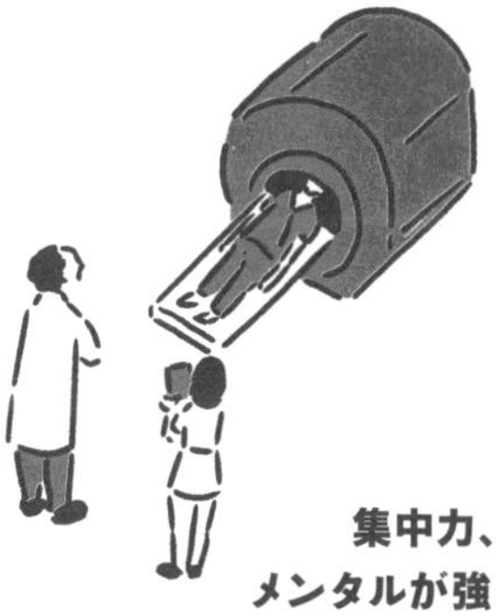

集中力、記憶力、
メンタルが強くなる!

脳の鍛え方
見るだけノート

監修
篠原菊紀
Kikunori Shinohara

宝島社

集中力、記憶力、メンタルが強くなる!

脳の鍛え方 見るだけノート

監修 | 篠原菊紀 | Kikunori Shinohara

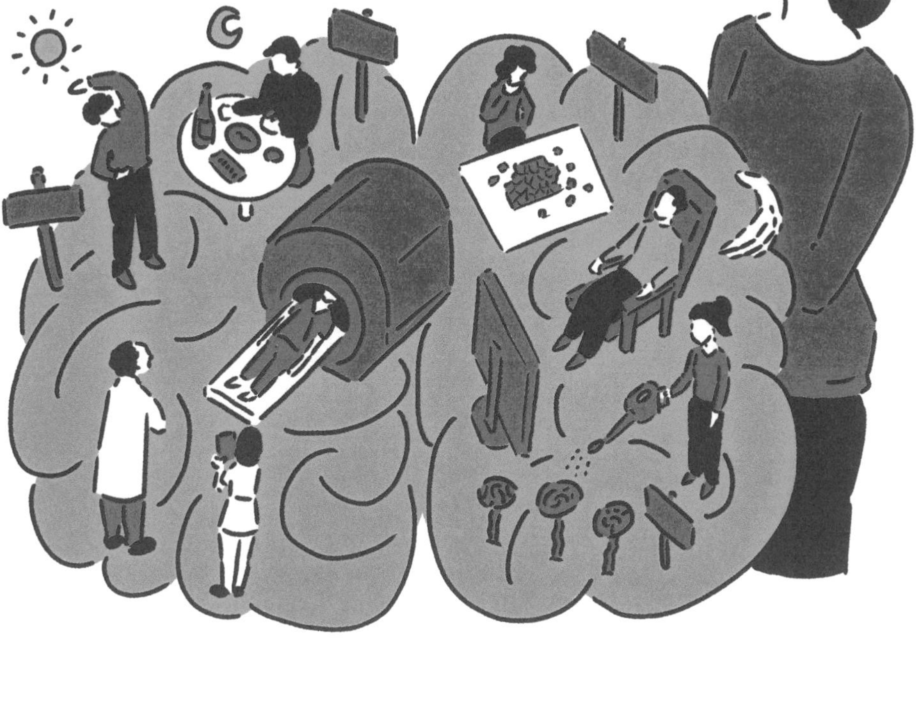

宝島社

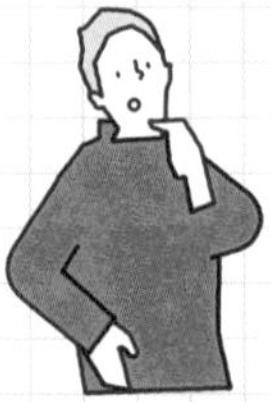

はじめに

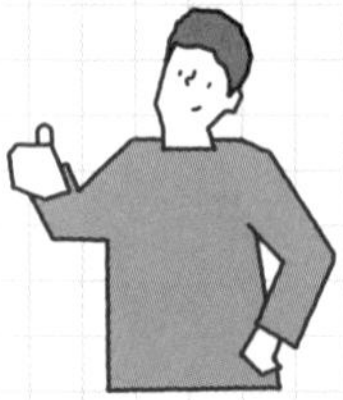

脳の可能性は無限！
必ず脳は、また覚える・鍛えられる

「体の成長と同じように、脳の成長も20代で止まってしまう」「大人になってからは、脳はどんどん衰えていくだけ」と思っていませんか？　たしかに、その場で何かを覚えて、何らかの操作を行うようなテストを行うと、18〜25歳くらいをピークに、年とともにその成績は低下し、とくに60歳以降の低下が大きくなります。しかし、脳は一種のメモリマシーンで、経験を重ねることで知識は蓄積されていきますし、情報処理のネットワークは豊富になっていきます。

年とともに低下するような知能を流動性知能といい、経験や加齢によって伸びていく知能を結晶性知能といいます。結晶性知能（クリスタルインテリジェント）は、水晶のように結晶化していく知能で、いわば年の功です。

ですから、脳を鍛えるというのは、衰えていく一方の脳を何とかする、という話ではなく、年の功や経験でよくなっていく脳をよりよく使えるようにするということです。残念ながら、脳に蓄えられた知恵や知識や経験をうまく引き出すのは流動性知能の役割なのです。

さて、流動性知能の中核にワーキングメモリという機能があります。ちょっと記憶（メモリ）しておいて、何らかの作業をする（ワーキング）力です。この力は年とともに衰えますが、可鍛性といってトレーニングでテスト成績が伸びることが知られています。

また、「思い出せない」「年のせいだ」といった嘆きを聞きますが、それは加齢に伴う機能低下問題なのか、単に学習問題なのかわかりません。たとえば、受験期の覚えた知識の大半は忘れているはずで、それを覚えるとなったら受験期のような学習が必要です。年のせいと嘆く前に学習。それがまた脳を鍛えることになります。

篠原菊紀

プロローグ①

脳は生物による基本構造に大きな違いはない

脳の基本構造は生物による大きな違いはなく、脳幹、小脳、大脳の3パーツからなっています。脳幹は交尾や摂食などの本能的な機能、小脳・大脳は感覚や運動機能などを司ります。人間をはじめとする霊長類は大脳がほかの生物に比べ発達しています。

生物によって異なる脳のバランス

魚類

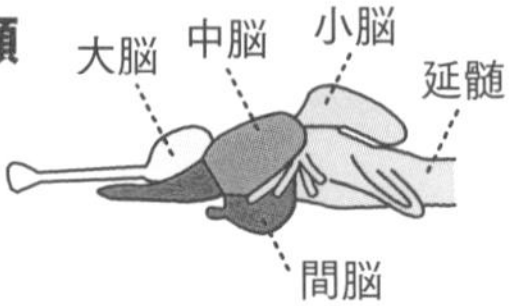

魚類は小脳・中脳が大きく大脳が小さいのが特徴。

両生類（カエル）

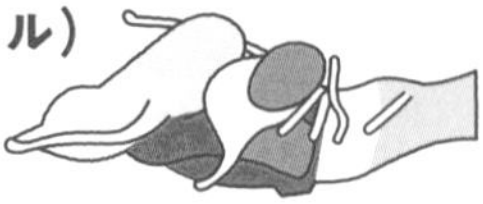

魚類と似ているが、小脳が小さいという特徴がある。

鳥類

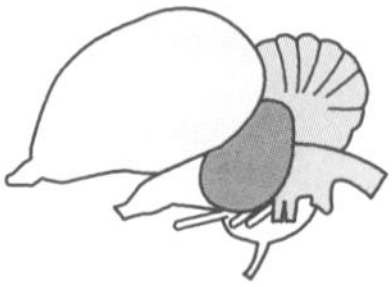

小脳が占める割合が大きいのが鳥類の特徴。大脳に相当する部位も大きい。

哺乳類（ねずみ）

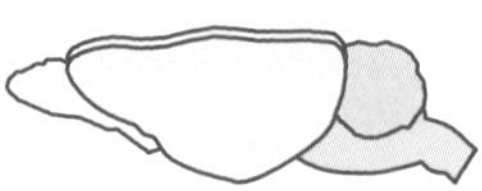

大脳の割合が大きくなり、中脳や小脳を覆い隠す。

哺乳類（人間）

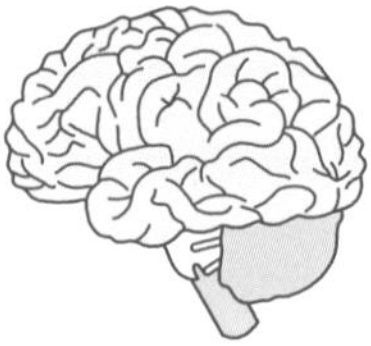

大脳が肥大化。大脳の表層を覆う大脳皮質の発達が著しい。

脳は、生物の特徴や進化などに合わせて発達してきました。たとえば、鳥類は空を飛ぶために空間認知能力や平衡感覚が必要になるので、小脳が発達しています。

人間の脳が発達した理由

人類の大脳が発達した要因のひとつに、二足歩行があるのではないかといわれています。人類は、二足歩行により前足を自由に使えるようになり、モノを持ったり道具を使ったりするなどの細かな作業ができるようになりました。また、二足歩行によって脳自体をまっすぐに支え、脳の重さに耐えられるようになりました。

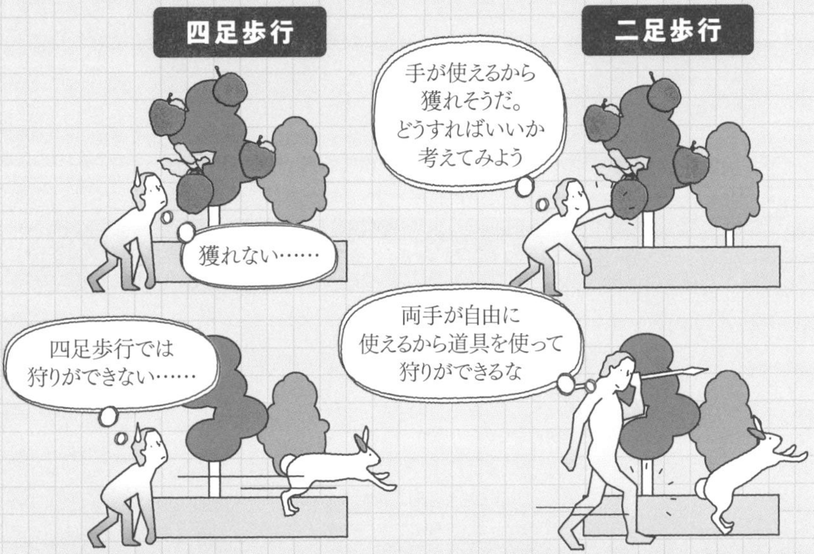
四足歩行
獲れない……
四足歩行では狩りができない……
二足歩行
手が使えるから獲れそうだ。どうすればいいか考えてみよう
両手が自由に使えるから道具を使って狩りができるな

人間の脳の発達の歴史

二足歩行になったからといって、脳がいきなり発達したわけではありません。道具をつくる、集団で狩りをする、果実などを食べる、会話をするなどをして脳は発達し、現在の構造になっていきました。

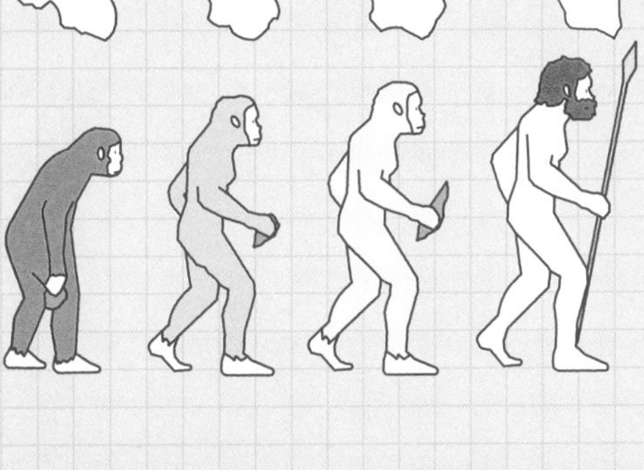

左のイラストのように人類の脳は徐々に肥大化していきました。発達の背景には、集団の形成や言語の使用など、さまざまな理由があると考えられています。

プロローグ②

本書を読むために役立つ基本的な脳の構造と働き

脳のなかには細かな部位がいくつも存在し、それらが複雑に作用し合うことによって、情報を処理したり体に指令を出したりしています。このページでは本書で登場する脳の部位や知っておきたい代表的な部位をその働きとともに紹介します。

脳は3つのパーツで構成されている

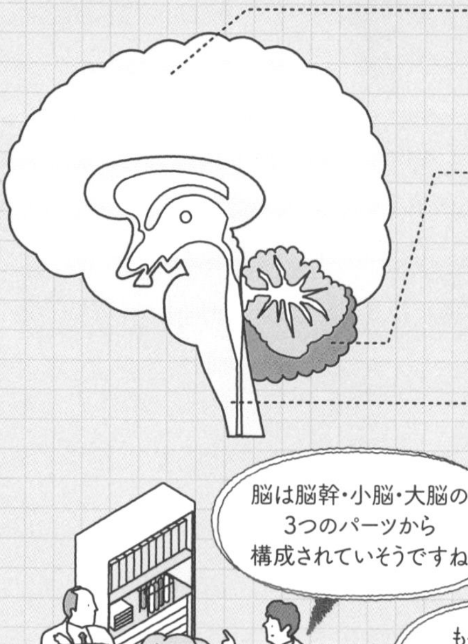

大脳 話をしたり人間的な思考をしたりする際に大きな役割を担っています。大脳は脳の総重量の70～80%程度を占めています。

小脳 座る、歩くなどの運動をコントロールする役割を担っています。また、知的情報や情動の制御に対する役割も果たしていると、最近の研究によってわかってきました。

脳幹 中枢神経系を構成する器官集合体で、呼吸や心拍など生命維持や本能に対する働きを司っています。

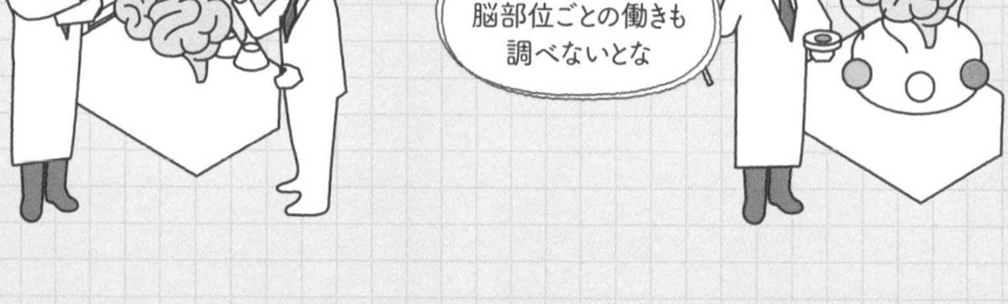

脳は脳幹・小脳・大脳の3つのパーツから構成されていそうですね
もっと細かい脳部位ごとの働きも調べないとな

脳幹の主な部位とその働き

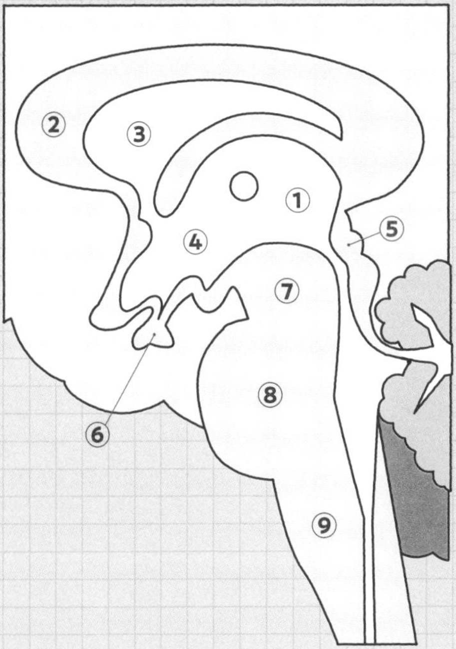

①視床 嗅覚以外の視覚や触覚などの感覚情報を大脳新皮質に送る役割があります。

②脳梁 脳梁は頭の中心にあり、左右の脳をつなぐ働きをしています。脳梁が切れてしまうと情報伝達がうまくいかなくなります。

③脳弓 海馬体から出て乳頭体という部位につながる線維が脳弓です。感情や記憶の形成に大きな影響を与えます。

④視床下部 自律神経や内分泌の中枢器官として、体温調整や血圧、睡眠などの生態調整や怒り・不安などの情動行動を調整しています。

⑤松果体 睡眠ホルモンのメラトニンをはじめ、血圧に作用するノルアドレナリンや神経伝達に関与するヒスタミンなどの分泌を担っています。

⑥脳下垂体 前葉と後葉に分かれ、視床下部の命令を受けてさまざまなホルモンを分泌する役割を司ります。

⑦中脳 音の刺激で眼球を動かしたり体を動かしたりします。また、眼球運動や瞳孔の調節などで視覚に対し大きな役割を担っています。

⑧橋《きょう》 運動に関する情報を大脳から小脳に伝えるのが主な役割です。ほかにも、呼吸の調整などの重要な働きがあります。

⑨延髄 呼吸運動を司っており、延髄に障害が起きると呼吸が停止し生命維持ができなくなります。

大脳辺縁系の主な部位とその働き

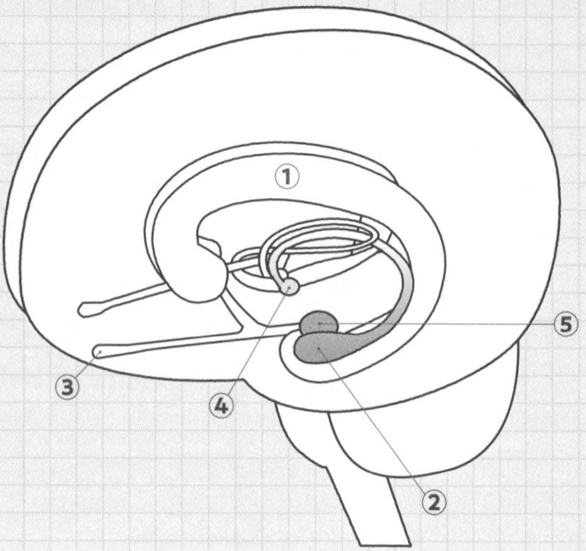
①
⑤
③
④
②

①帯状回　大脳辺縁系の各部位を結びつけたり感情の形成をしたりしています。

②海馬　記憶に対して重要な働きをするため、記憶の司令塔とも呼ばれる重要な器官です。

③嗅球　大脳に嗅覚の情報を送る役割を担います。

④乳頭体　海馬などと連携し記憶に関する機能を司ります。

⑤扁桃体　好き・嫌いや恐怖・喜びなどの感情を決める場所です。

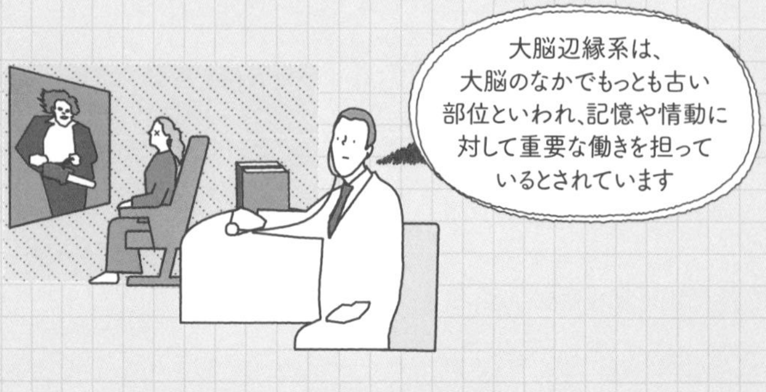
大脳辺縁系は、
大脳のなかでもっとも古い
部位といわれ、記憶や情動に
対して重要な働きを担って
いるとされています

大脳新皮質の主な部位とその働き

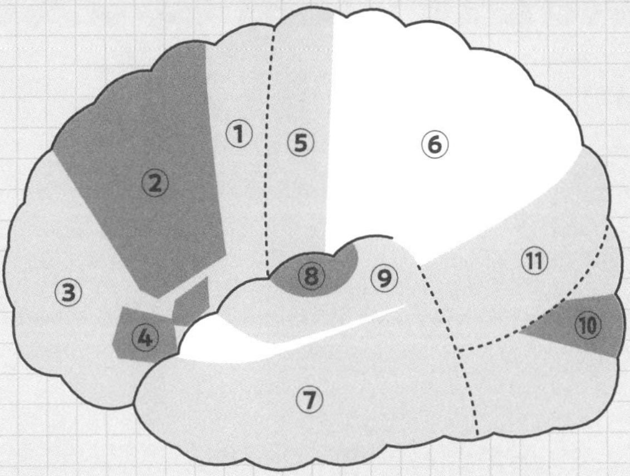

①運動野　運動指令の中枢を担っている器官です。

②前頭眼野　眼球運動の認知的制御や空間的注意を司っています。

③前頭連合野　あらゆる部位からの情報を統合し、その情報に基づき行動の検討をしています。

④ブローカの運動性言語野
話したり文字を書いたりするときに運動指令を出しています。

⑤体性感覚野　熱い・冷たいなどの皮膚感覚や触覚の処理を司る器官です。

⑥頭頂連合野　主に距離感や上下感覚などの空間認識に対する役割を担っている脳部位です。

⑦側頭連合野　聴覚野や視覚連合野の情報を処理して、前頭連合野へ送っています。

⑧聴覚野　音の高低や大小などの変化を認識するために必要な器官です。

⑨聴覚連合野　聴覚野の情報を統合する場所です。

⑩視覚野　モノの形状や色彩、動きなどの視覚情報を処理しています。

⑪視覚連合野　視覚野からの情報を仕分けする働きをしています。

プロローグ③

各Chapterで身につく脳の使い方・鍛え方

本書では、脳を鍛えることで期待できるさまざまな効果をChapterごとにまとめています。ただ、紹介しているすべてをいきなり実践するのは難しいもの。このページで身につけたい脳の使い方や試してみたい脳の鍛え方などを確認して、できることからはじめてみましょう。

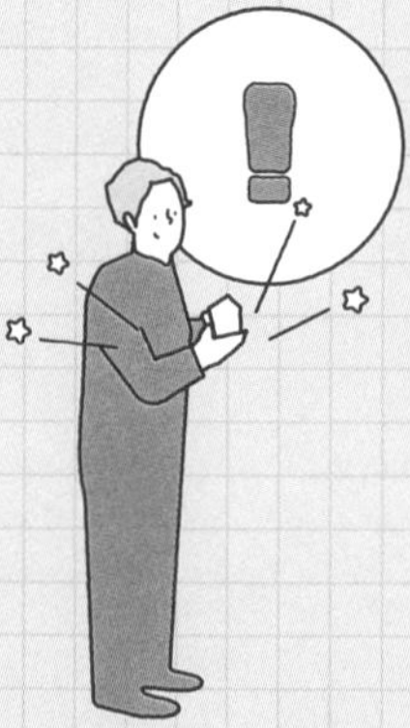

Chapter 1

日常生活が生き生きとする脳の使い方

Chapter1では、脳科学に基づく脳の性質や基礎的な知識を紹介します。脳の使い方について学んで、日常生活に役立てましょう。

Chapter 2

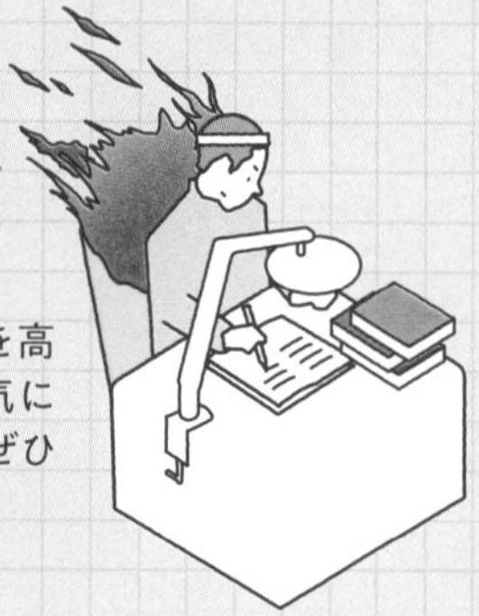

集中するために知っておきたい脳の性質

集中するために知っておきたい脳のメカニズムや集中力を高める方法を紹介します。仕事や勉強中にほかのことが気になったり時間帯によって集中力に波があったりする人は、ぜひChapter2の内容を実践してみてください。

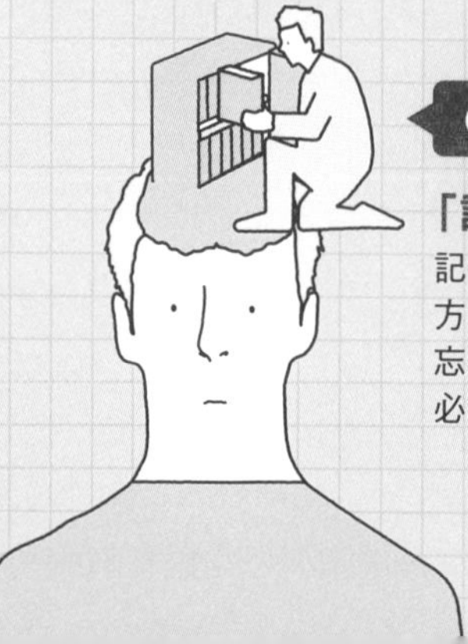

Chapter 3

「記憶」は繰り返しと復習のタイミングが大切

記憶力を高めたり効率的に記憶したりするための脳の使い方や鍛え方を解説します。記憶力の低下が気になる、もの忘れが心配……など、記憶に関する悩みや不安がある人は必読です。

Chapter 4

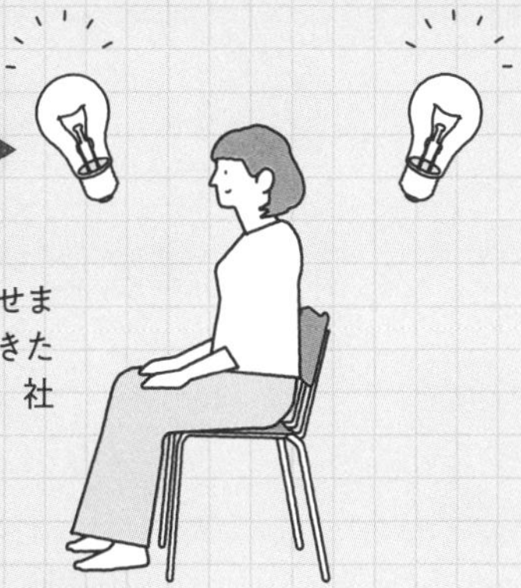

生成AIが明らかにした思考や発想の正体

どんな天才でも基礎がないとすごいアイデアは生み出せません。このChapterでは発想力を磨くために知っておきたい知識や考え方などをご紹介します。身近な人や会社、社会があなたの発想力を必要としているかもしれません。

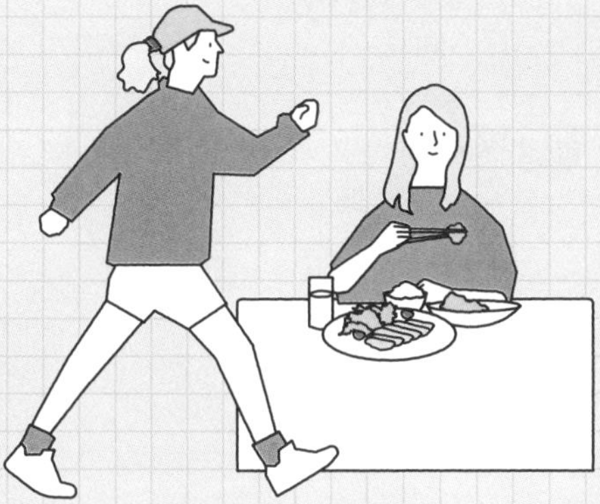

Chapter 5

頭の働きを守る生活習慣

脳を鍛えるためにまず行いたいのが生活習慣の見直しです。不規則な生活や運動不足は脳にとってもよくありません。ほかのChapterで紹介している内容を実践しても効果がない……という人は、本Chapterでご紹介している生活習慣を身につけると、効果が出るかもしれません。

Chapter 6

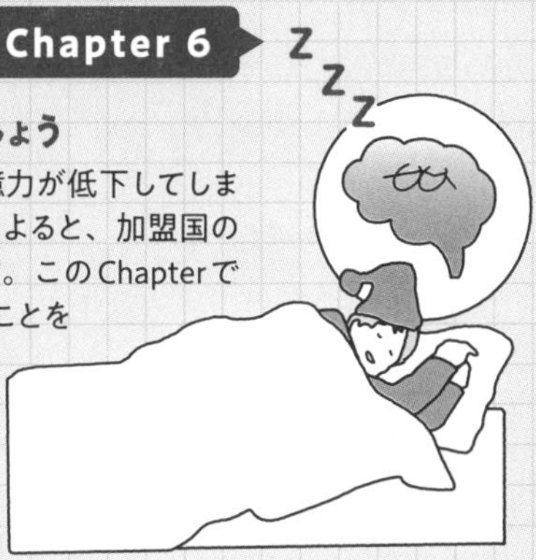

日本人は寝不足、寝る時間を増やしましょう

脳は疲労すると力を発揮できず、集中力や記憶力が低下してしまいます。経済協力開発機構（OECD）の調査によると、加盟国のなかで日本がもっとも睡眠時間が短いようです。このChapterでご紹介している脳を休ませる方法を身につけることをおすすめします。

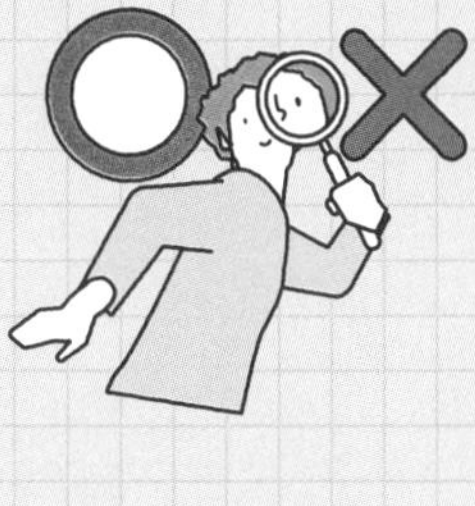

Chapter 7

こう思っておくと脳にはお得

世間には、学術的なエビデンスが弱い脳の使い方や鍛え方の情報が数多く出回っています。本Chapterでは、こう思っておくと脳にはお得かもしれない方法をご紹介しています。試してみる優先順位は低いですが、効果があるかもしれません。

集中力、記憶力、メンタルが
強くなる！

脳の鍛え方 見るだけノート

Contents

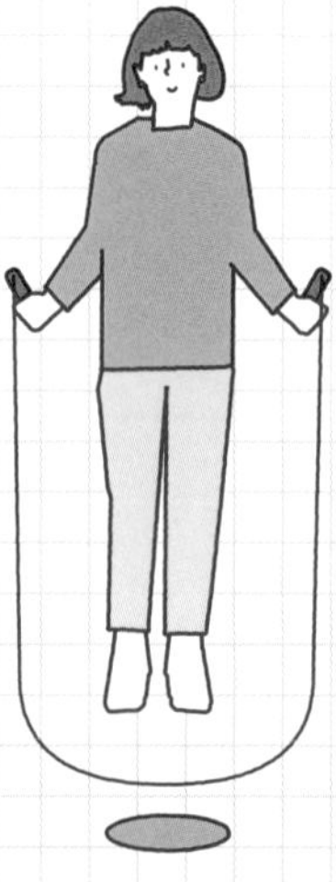

Chapter1 日常生活が生き生きとする脳の使い方

Chapter2
集中するために知っておきたい脳の性質

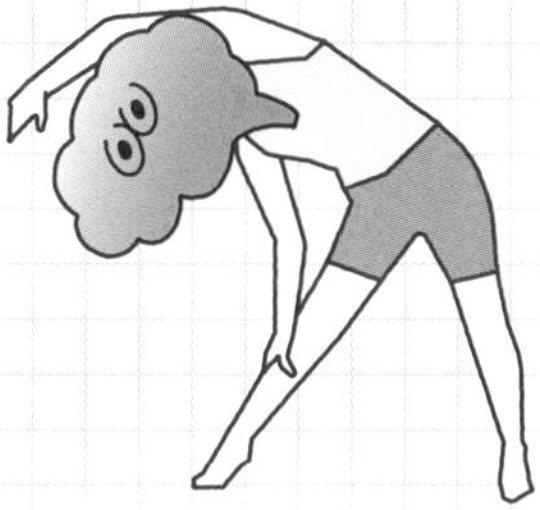

Chapter3
「記憶」は繰り返しと復習のタイミングが大切

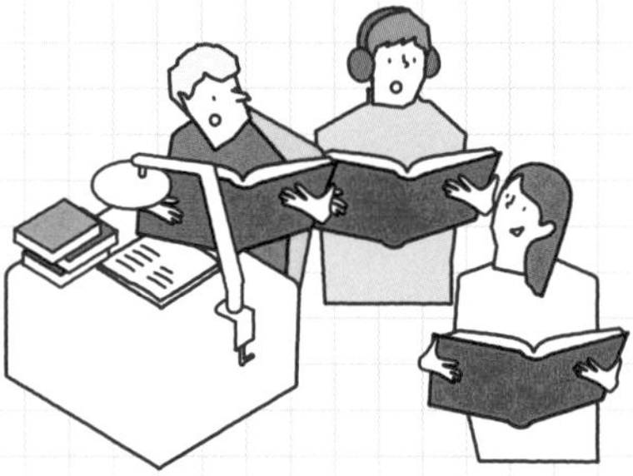

Chapter4
生成AIが明らかにした思考や発想の正体

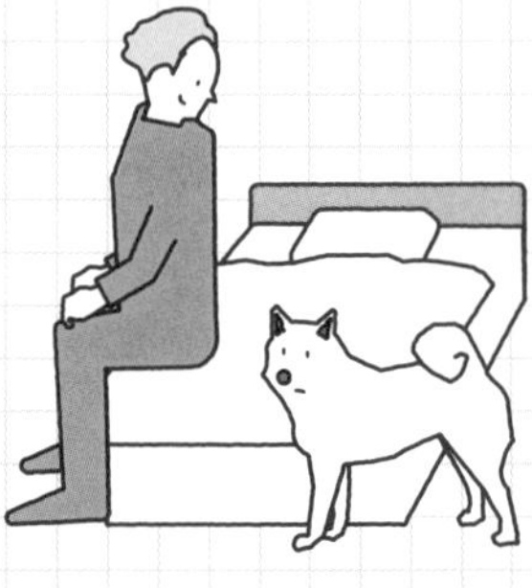

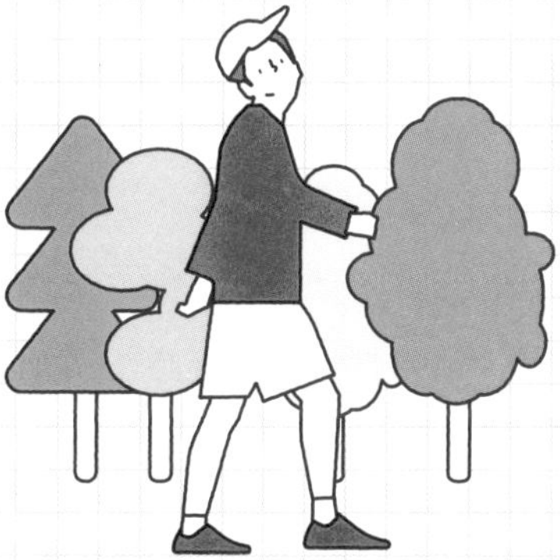

Chapter5
頭の働きを守る生活習慣

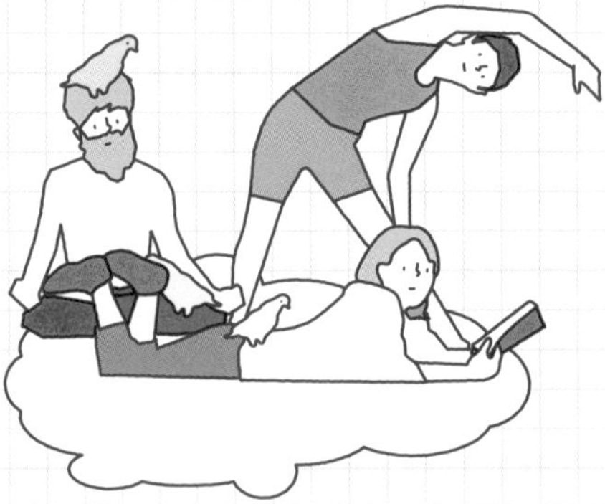

Chapter6

日本人は寝不足、寝る時間を増やしましょう

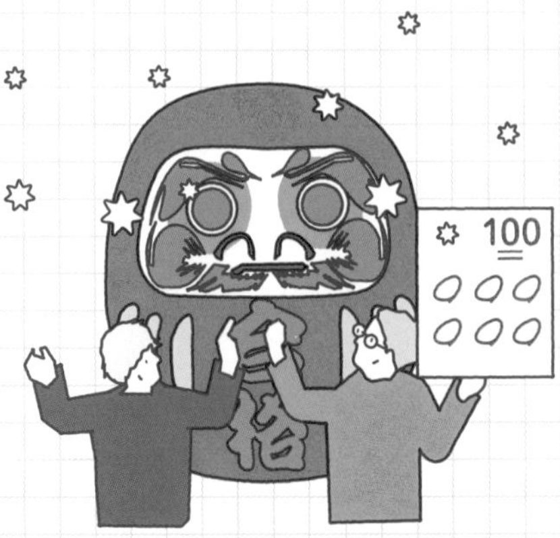

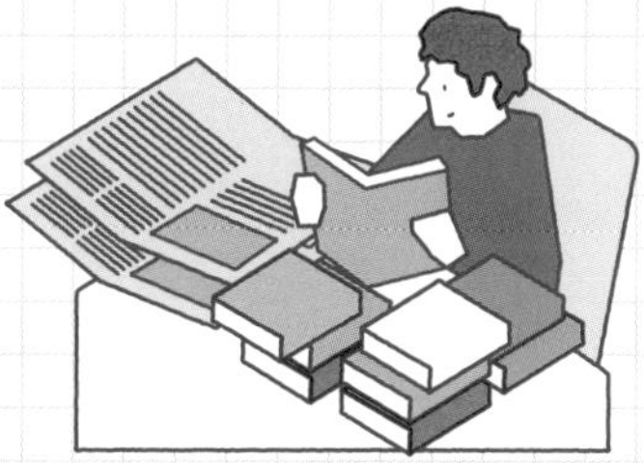

Chapter7

こう思っておくと脳にはお得

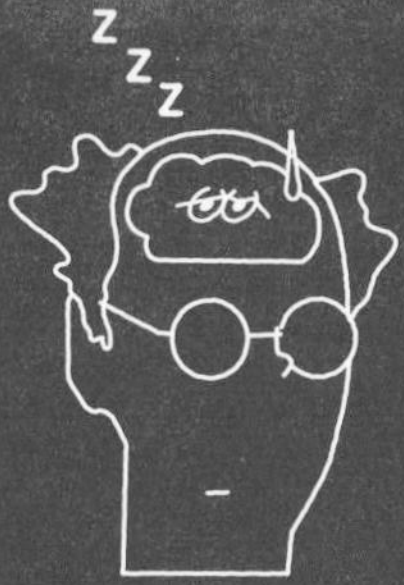

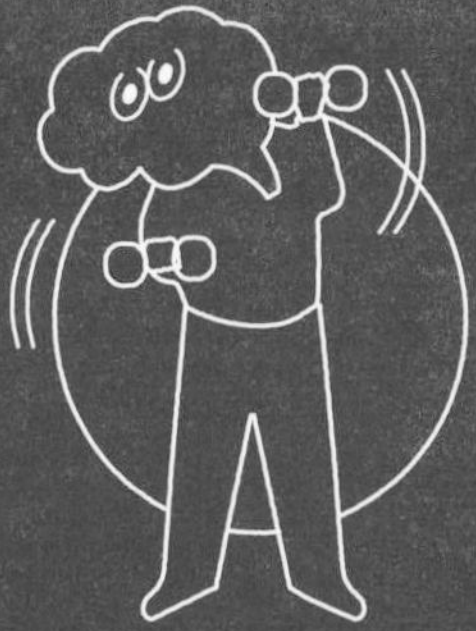

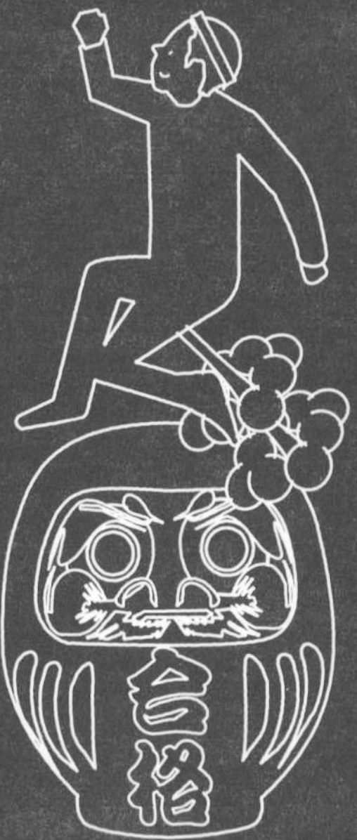

Chapter 1

NOUNOKITAEKATA
mirudake notes

日常生活が生き生きとする脳の使い方

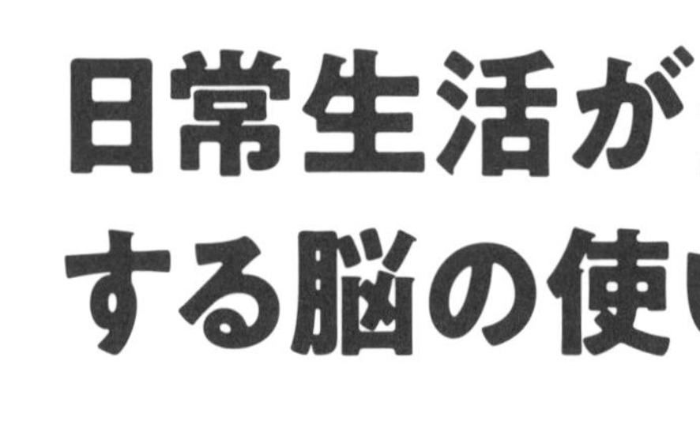

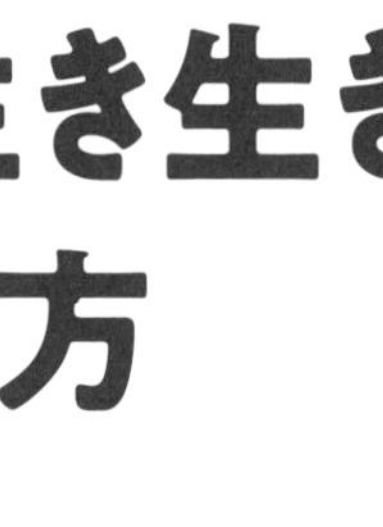

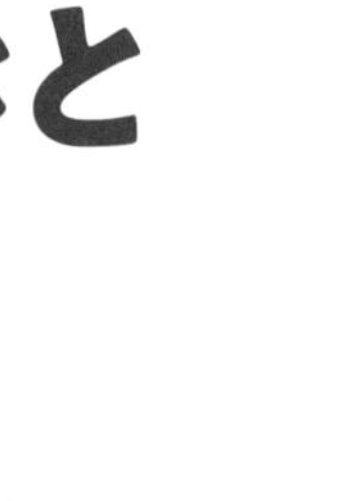

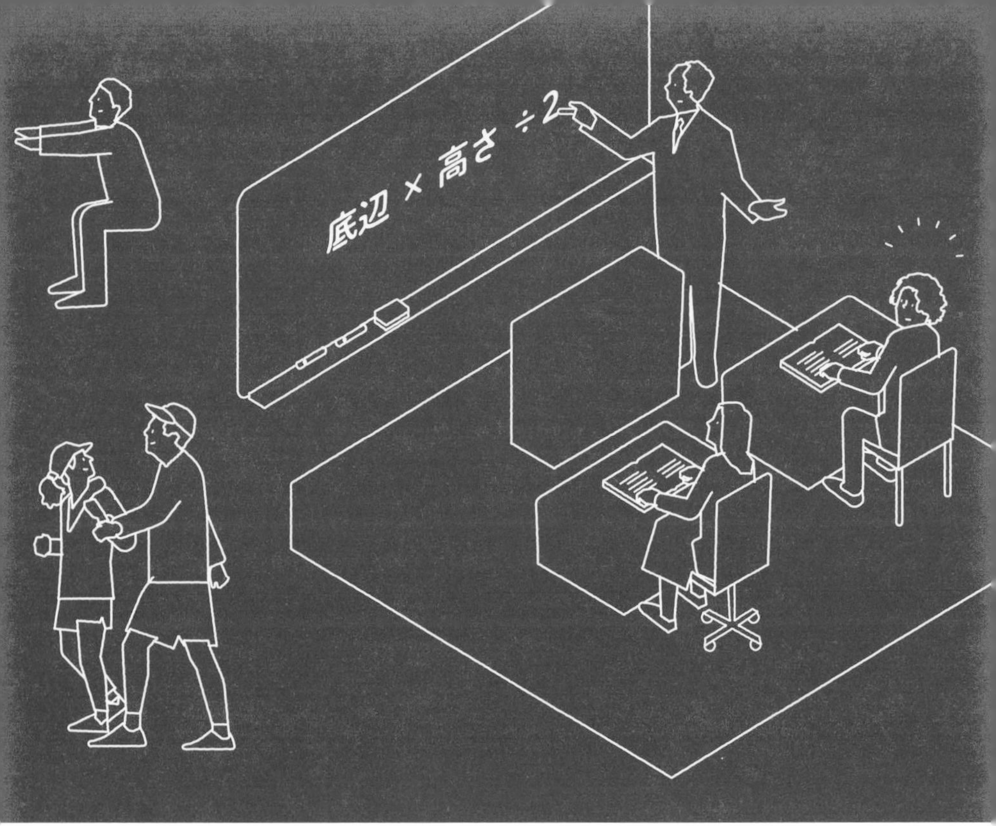

考える・話す・歩くなど、私たちの行動はすべて脳が指令を出すことで実行されています。そのため、日常生活を快適に過ごすためには脳を効率的に使うことが大切です。本Chapterでは、ぜひとも知っておきたい脳の働きや性質などを紹介します。

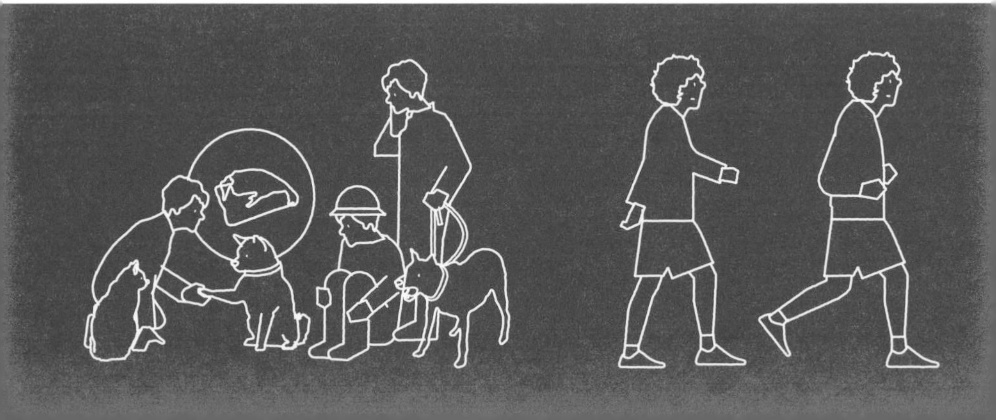

01 日々の暮らしと密接な脳科学

脳の機能と使い方を知ることで、日常をよりよいものにすることができます。

日々の暮らしのなかで、なんだかやる気が起きない、集中力が続かないといった経験をしたことがある人は多いのではないでしょうか。こういうとき、「もっと意志を強く持たないと！」と、メンタル面の問題として捉えてしまいがちです。しかし、これらを人格からは切り離した**脳の問題**として捉えることで、解決の道が見えてきます。

メンタル面の問題ではないと捉えよう

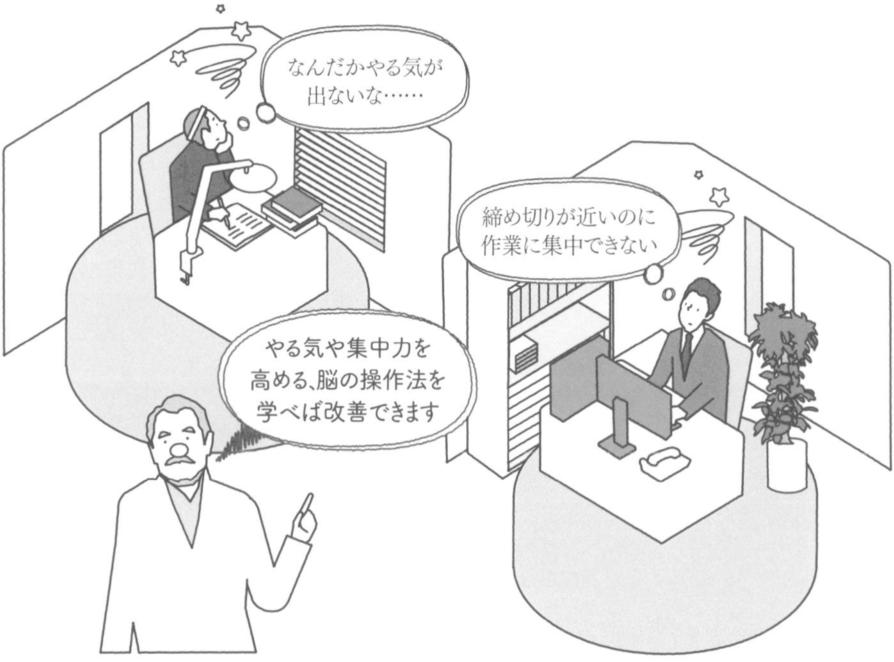
なんだかやる気が出ないな……
締め切りが近いのに作業に集中できない
やる気や集中力を高める、脳の操作法を学べば改善できます

脳には怒りに関係する部位や、快感に関係する部位があります。集中力や想像力にかかわるネットワークもあります。**そこにどう働きかければいいか、どうすればそこがご機嫌になるのか、そう考えると今より楽に自分と付き合えるはずです**。脳の使い方や鍛え方を知ることで、日々の暮らしがより快適になるでしょう。

脳のせいにすれば、日常は快適になる

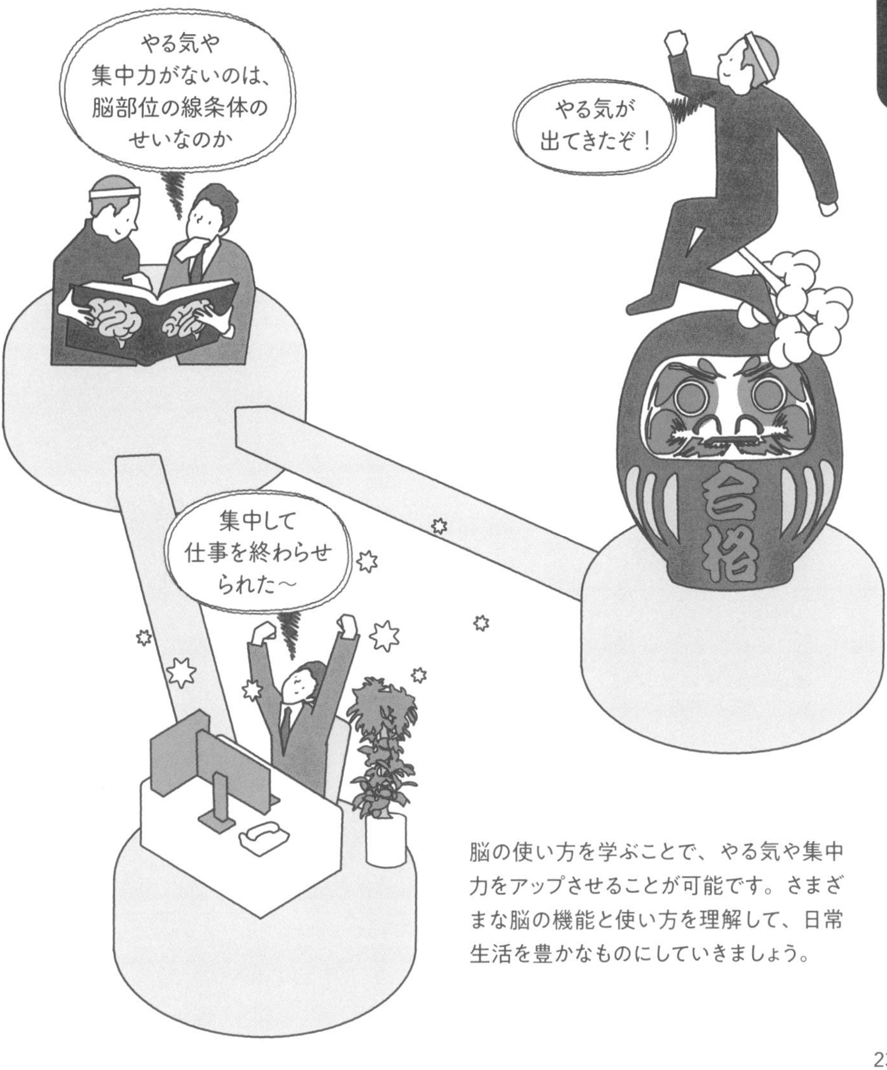
やる気や
集中力がないのは、
脳部位の線条体の
せいなのか
やる気が
出てきたぞ！
合格
集中して
仕事を終わらせ
られた～

脳の使い方を学ぶことで、やる気や集中力をアップさせることが可能です。さまざまな脳の機能と使い方を理解して、日常生活を豊かなものにしていきましょう。

KEY WORD → ☑ 加齢

02 脳は ずっと成長していく

年をとるほど脳は成長します。年齢を重ねる＝脳が衰えるという思い込みから脱却しましょう。

年齢を重ねるにつれて、もの忘れが多くなり衰えを感じることがあります。**加齢**とともに脳も衰えているように感じてしまうかもしれません。しかし、待ってください。そのもの忘れは加齢によるものですか？ **しばらく学習していないから忘れただけなのではないでしょうか**。みなさんは、受験期に覚えたことを今でも覚えているのでしょうか？

海馬での細胞新生は死ぬまで続くらしい

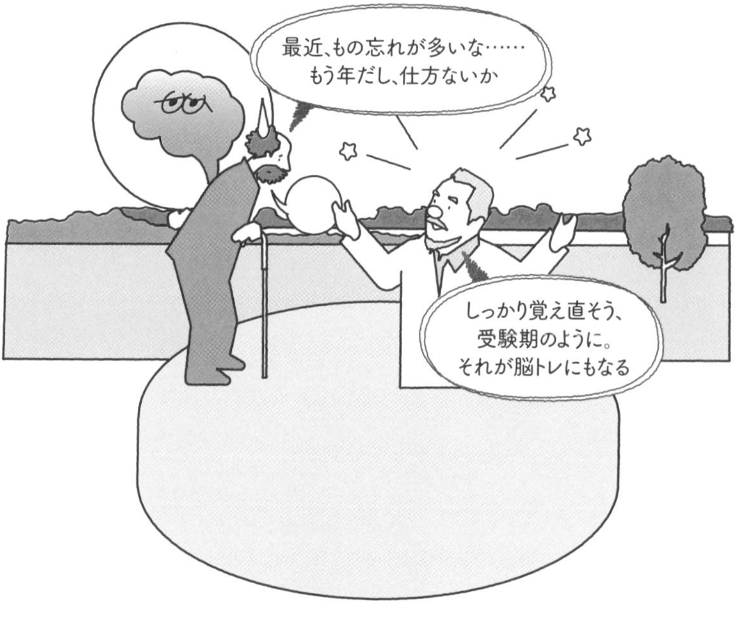

最近、もの忘れが多いな……
もう年だし、仕方ないか
しっかり覚え直そう、
受験期のように。
それが脳トレにもなる

脳は成長していきます。たとえば、流動性知能は年とともに衰えますが、結晶性知能は年や経験とともに豊富になっていきます。

記憶は薄れるものです。加齢を言い訳にする前に、再学習しましょう。一度学習したからといって、ずっと覚えているはずだと思ってしまうほうがおかしいのです。受験期のように、毎日、何時間も学習することは難しいと思いますが、覚えた直後、1日後、1週間後、1カ月後と繰り返し復習することを心がけましょう。

やる気が脳を鍛える

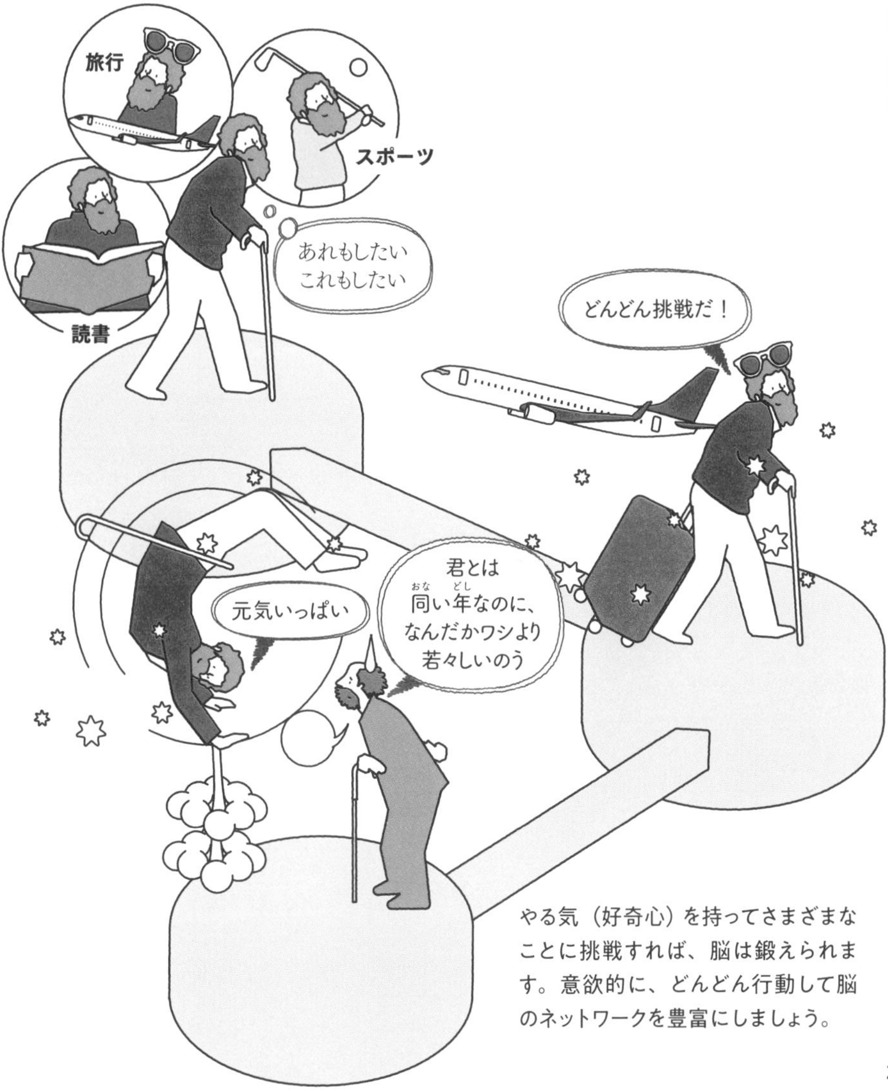
旅行
スポーツ
読書
あれもしたい
これもしたい
どんどん挑戦だ！
元気いっぱい
君とは
同《おな》い年《どし》なのに、
なんだかワシより
若々しいのう

やる気（好奇心）を持ってさまざまなことに挑戦すれば、脳は鍛えられます。意欲的に、どんどん行動して脳のネットワークを豊富にしましょう。

03 やる気を出すには行動をイメージする

行動をイメージすると、体を動かすことにかかわる脳の部位が活動します。

やらなければならないことがあるのに、やる気が起きない。そんなとき、簡単にやる気を起こさせる方法があります。それは、**とりあえず体を動かすこと**。やる気にかかわる線条体は大脳基底核の一部。行動の開始や持続にかかわります。活動をはじめると発火し、止めるのが難しくなります。あれこれ考える前に、とにかく体を動かしましょう。

やる気が起きない状態

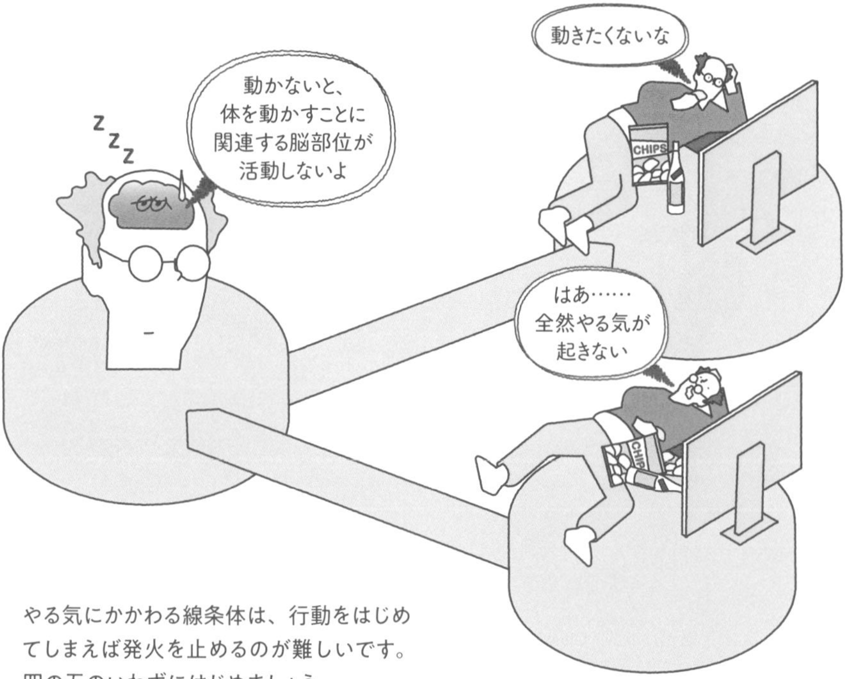
動きたくないな
動かないと、体を動かすことに関連する脳部位が活動しないよ
Z Z Z
CHIPS
はあ……全然やる気が起きない
CHIPS

やる気にかかわる線条体は、行動をはじめてしまえば発火を止めるのが難しいです。四の五のいわずにはじめましょう。

それでもはじめにくいときは、行動をイメージしましょう。**立ち上がって、靴を履いて、走り出すなど、行動をイメージすると運動関連の脳部位が活性化します**。脳部位ごとに異なる働きがあることをまとめた先駆的な研究のひとつに、ワイルダー・ペンフィールドがまとめた**体部位再現**があります。この図からは、体の各部位が脳のどの部分に影響を与えているのかがわかります。

ペンフィールドの体部位再現

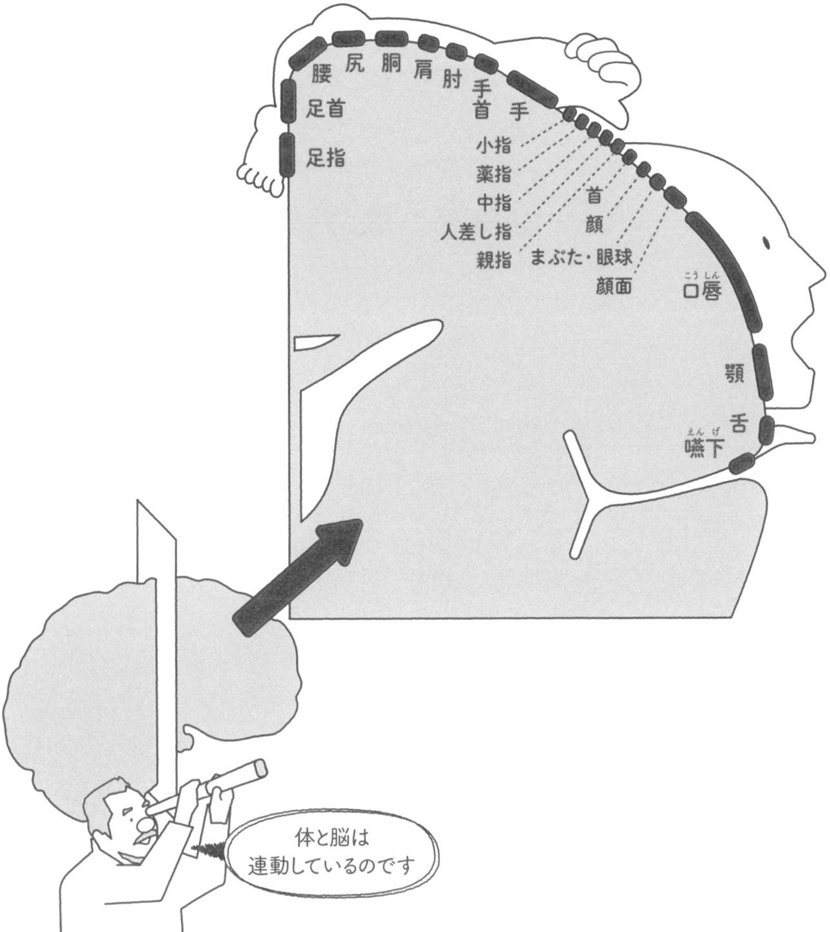

この図を思い浮かべて、そこが活動するイメージを持ちましょう。そして立ち上がって行動開始！

KEY WORD → ☑ ワーキングメモリトレーニング

04 記憶できない本当の理由はわからない

知っている感じがあっても思い出せないなら、新しく記憶エングラムをつくりましょう。

記憶ができるとき、同時にそれは記憶しているという記憶もできます。記憶しているという記憶は失われにくいため、知っているはずなのに思い出せない、言葉が出てこないなどということが起きます。知っている感じと記憶のつながりを新しくつくり直していくことが必要です。まずは、今、記憶していることを本当に記憶したいと思うようにしましょう。

記憶していると思い記憶する

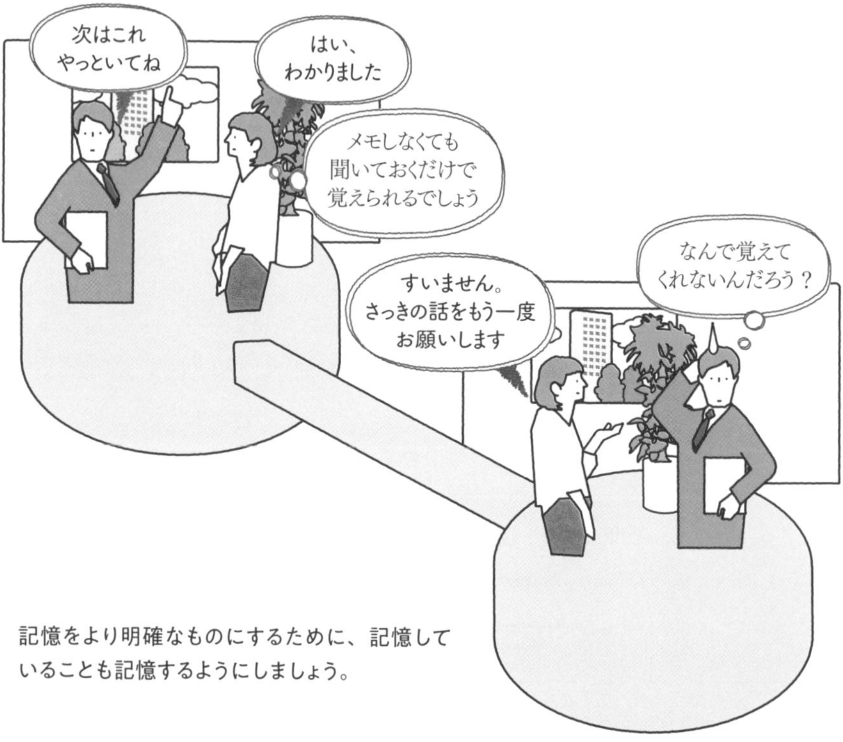
次はこれ
やっといてね
はい、
わかりました
メモしなくても
聞いておくだけで
覚えられるでしょう
すいません。
さっきの話をもう一度
お願いします
なんで覚えて
くれないんだろう？

記憶をより明確なものにするために、記憶していることも記憶するようにしましょう。

年のせいと悲観する前に、本当に知っておきたいことなら、しっかり記憶をつくり直しましょう。記憶することは簡単ではありません。P25でもご紹介したように、再学習することが大切です。**覚えた直後、1週間後、1カ月後ごとにしっかり復習しましょう**。それが脳トレ（**ワーキングメモリトレーニング**）にもなります。

記憶するには再学習をする

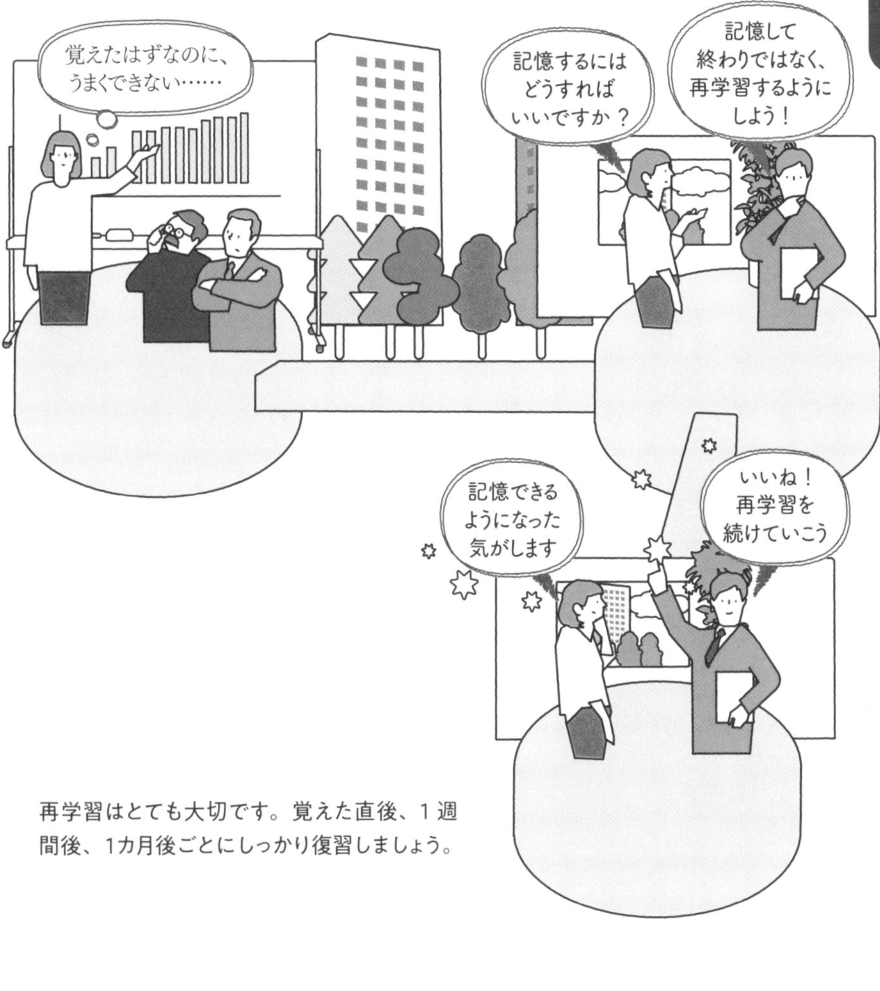
覚えたはずなのに、
うまくできない……
記憶して
終わりではなく、
再学習するように
しよう！
記憶するには
どうすれば
いいですか？
いいね！
再学習を
続けていこう
記憶できる
ようになった
気がします

再学習はとても大切です。覚えた直後、1週間後、1カ月後ごとにしっかり復習しましょう。

05 「朝型人間」か「夜型人間」かを把握する

睡眠と体温は深く関係しており、朝型と夜型の違いを説明するうえで欠かせない要素です。

朝型・夜型といわれるように、人それぞれに適した**生活リズム**があります。調べる方法は簡単です。**週の平均入眠時間に週の平均睡眠時間を2で割った数字を足します**。これが2時前：強い朝型、2～3時：朝型、3～4時：やや朝型、4～5時：中間型、5～6時：やや夜型、6～7時：夜型、となります。それぞれの型に適した生活リズムを心がけましょう。

朝型人間と夜型人間の特徴

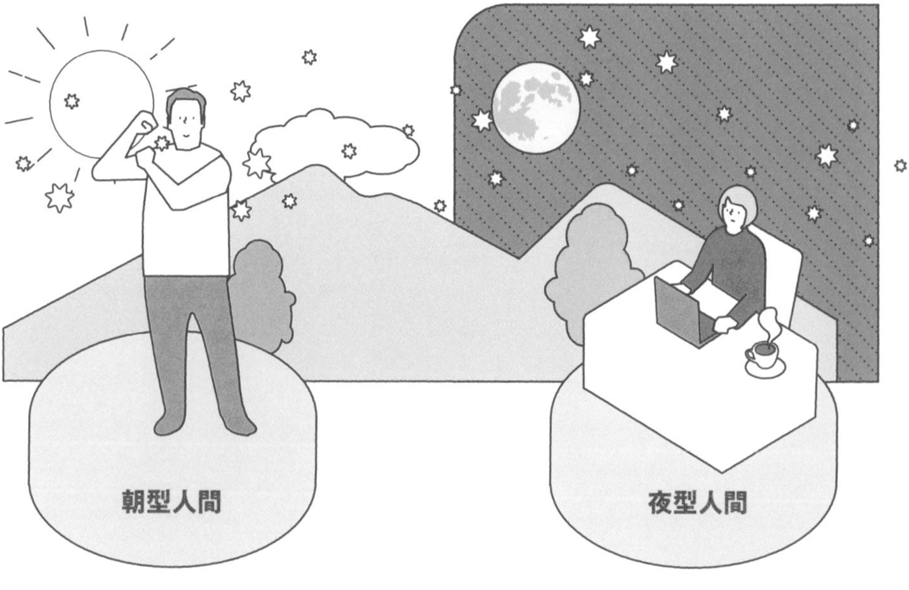

朝型人間
- 早起きが得意
- 寝つきがいい

夜型人間
- 眠ってもよく目が覚める
- 朝起きてもまだ眠い
- 寝つきがよくない

朝型と夜型の人では、体温の上がり下がりのタイミングが異なりますので、自分が朝型か夜型かを調べる際の参考にしてみてください。また、**夜型の人が無理に朝型にしようとしても社会的時差ぼけが生じがちです**。朝日を浴びる、運動する、決まった時間に食事をするなどで短期的な改善は可能ですが、遺伝的要因が強く、休日をはさむと元に戻ってしまいます。

体温の上がり下がり

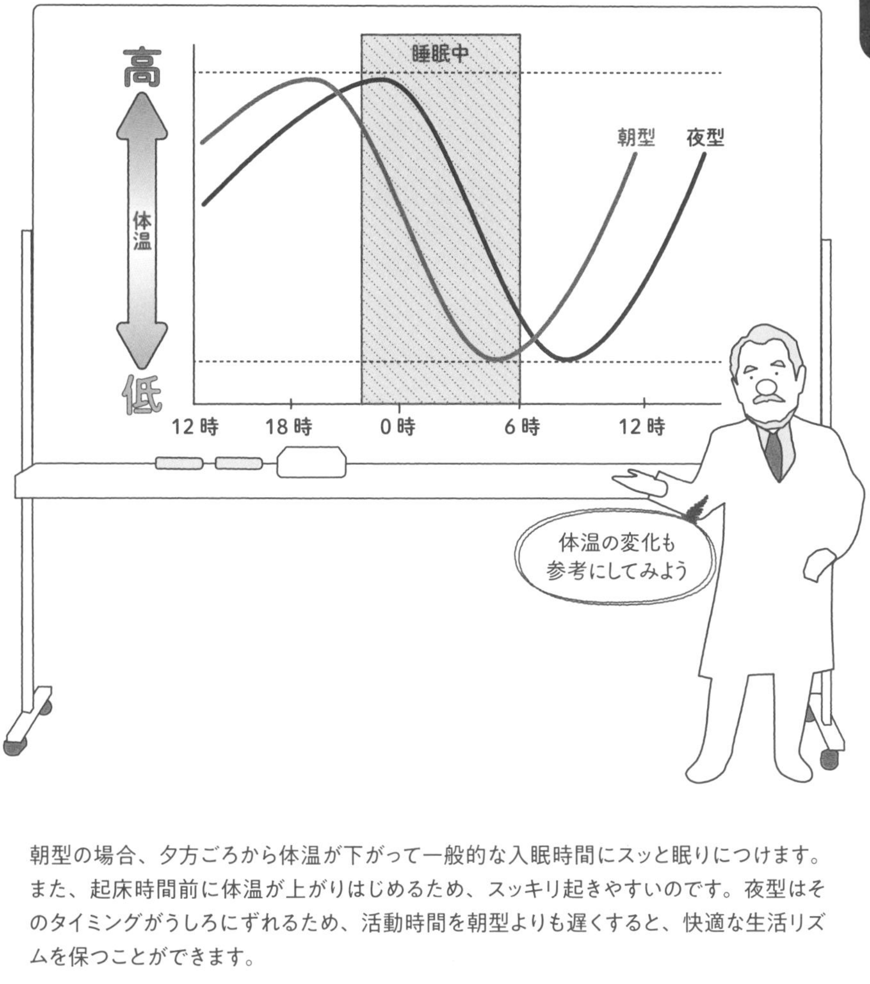

朝型の場合、夕方ごろから体温が下がって一般的な入眠時間にスッと眠りにつけます。また、起床時間前に体温が上がりはじめるため、スッキリ起きやすいのです。夜型はそのタイミングがうしろにずれるため、活動時間を朝型よりも遅くすると、快適な生活リズムを保つことができます。

06 書いたり話したりすると失敗が減る

自分の犯した失敗を客観的に捉え、改善点を把握することが重要です。

どんな人も、同じ失敗を繰り返してしまうことはよくあります。家に財布やスマホを忘れる、乗りたい電車に乗り遅れるなど。このように**同じ失敗を繰り返さないためには、失敗について紙に書き出したり、人に話したりするとよいでしょう**。そうすることで、失敗した自分を**客観視**でき、陥りやすい傾向を分析して有効な改善策を考えるのに役立ちます。

失敗は書き出すか、口に出して客観視する

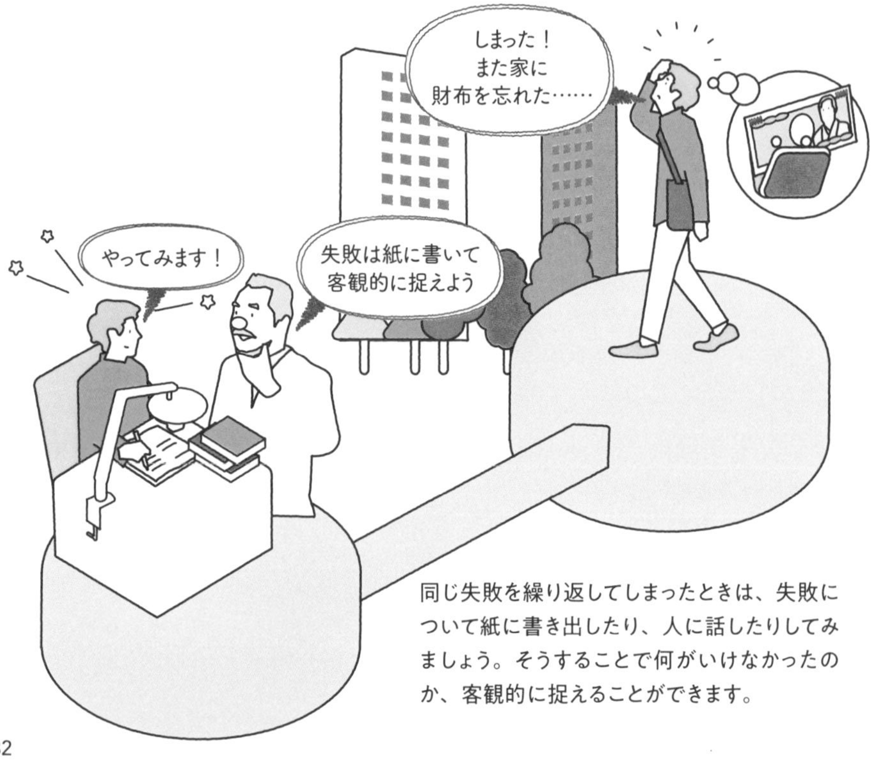
しまった！
また家に
財布を忘れた……
やってみます！
失敗は紙に書いて
客観的に捉えよう

同じ失敗を繰り返してしまったときは、失敗について紙に書き出したり、人に話したりしてみましょう。そうすることで何がいけなかったのか、客観的に捉えることができます。

失敗を書いたり話したりするときは、**5W1H**を意識しましょう。よくやる失敗について、どんな失敗を（What）、いつ（When）、どこで（Where）、誰と（Who）、なぜしてしまうのか（Why）、そしてどうすれば失敗しないのか（How）、項目を分けて分析するのです。**自分を客観視して、何に気をつけるべきかはっきりさせれば、同じ失敗を繰り返さなくなります**。

書き出すなら5W1Hを意識する

失敗を紙に書き出す場合、5W1H のそれぞれの項目を埋めてみると、失敗した状況を細かく分析できて解決策を見つけやすくなります。また、書き出すと誘惑にも強くなるといわれています。

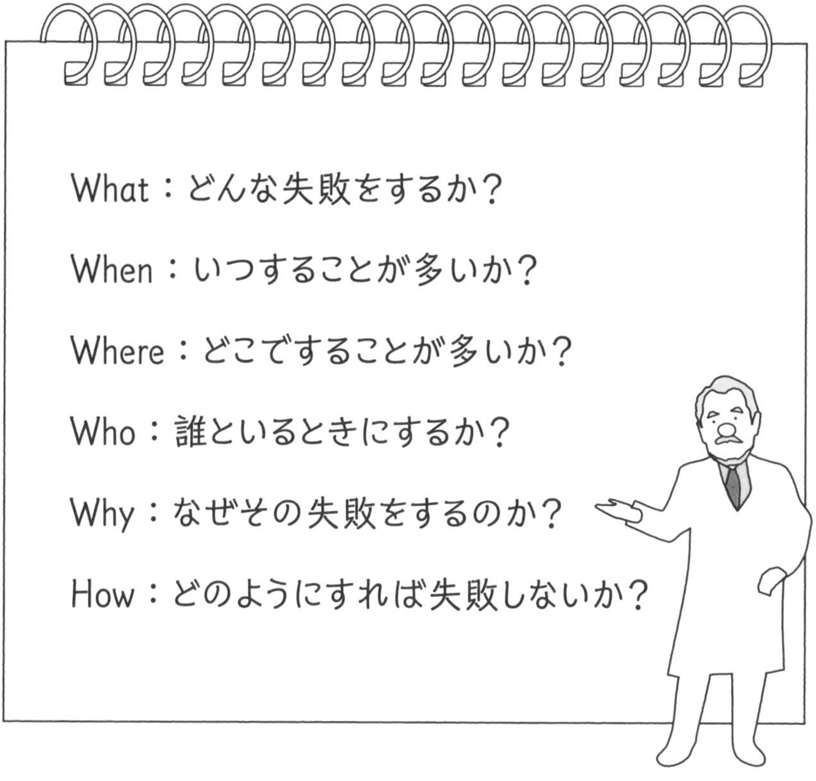
What：どんな失敗をするか？
When：いつすることが多いか？
Where：どこですることが多いか？
Who：誰といるときにするか？
Why：なぜその失敗をするのか？
How：どのようにすれば失敗しないか？

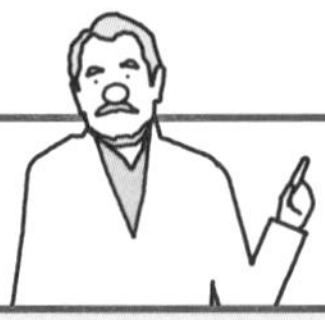

Column 01

「右脳派・左脳派」には、エビデンスがない

私は直感的な右脳派、あいつは理詰めの左脳派……。一昔前はビジネス本や自己啓発本でよく見る表現でした。しかし、実際の脳を調べると右脳の接続が強い人とか、左脳の接続が強い人とかは見いだせません。「幼児期は天才的な働きをする右脳が活性化している時期」、「年齢が進むと合理的、論理的な思考回路を司る左脳の働きが上回る」とはよく聞く言説。ですが実際は、5歳前くらいは語彙に関する脳部位や好き嫌いにかかわる脳部位が発達します。思春期までは大脳新皮質。思春期前後から内臓的な不快感やものぐるおしい好き感にかかわる脳部位とそれらを調整する脳部位が発達するといったところで、明確な左右差はありません。

昔よく見かけた右脳の働きはこう、左脳はこうといった表現の大元は、アメリカの神経心理学者ロジャー・スペリーの脳梁離断手術を受けた分離脳患者を対象にした「大脳半球の機能分化に関する研究」です。左右の脳が離断した状態で調べると、まあまあ左右差が出てきますが、前頭前野の左右差と、頭頂連合野の左右差は違うし、小脳もまた違います。左右差はあるけれど、それは部分における左右差であり、右半球、左半球の差とは言い切れないのです。大脳の機能局在論が説かれるようになったのは19世紀からです。人間の90%以上で左の大脳半球に言語中枢が局在していることがわかり、言語を使う人間は左の脳を中心に生活していると説明され、左を「優位半球」、右を「劣位半球」と呼ぶようになったことが右脳・左脳説に拍車をかけたようです。

この優位半球という言葉も、そもそもは、てんかんの治療などの目的で脳の一部を切除手術するとき、言語中枢部分を不用意に切除すると重い後遺症が現れたため、注意が必要との意味でつくられた言葉でした。

たとえば右脳・左脳説では、言語は左脳中心と説明されますが、左脳だけではコミュニケーションが成立しません。左脳だけでは、文法的には正しくても感情のないロボットのような話し方になってしまいます。自然に会話するには右脳が必要なのです。もちろん脳の部位には、それぞれの働きがありますが、脳は左右一体にあってこそ意味があるのですから、そこに優劣はありません。

「右脳・左脳説」は面白い一説ですが、熱く語るとドン引きされてしまいます。

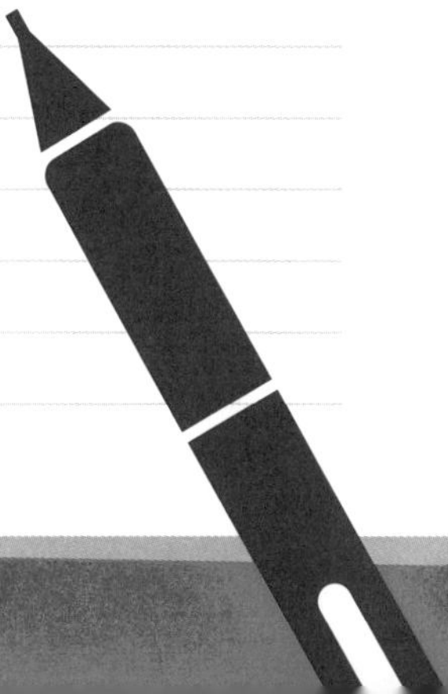

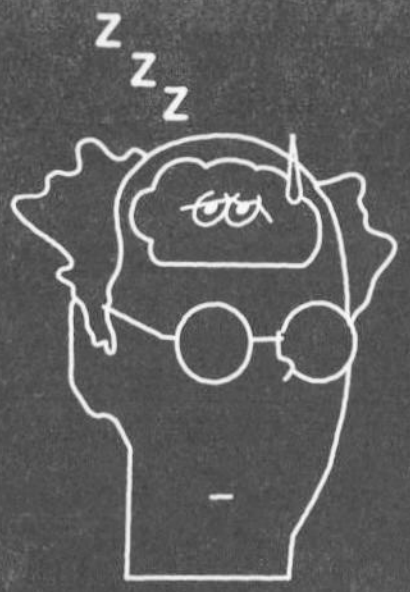

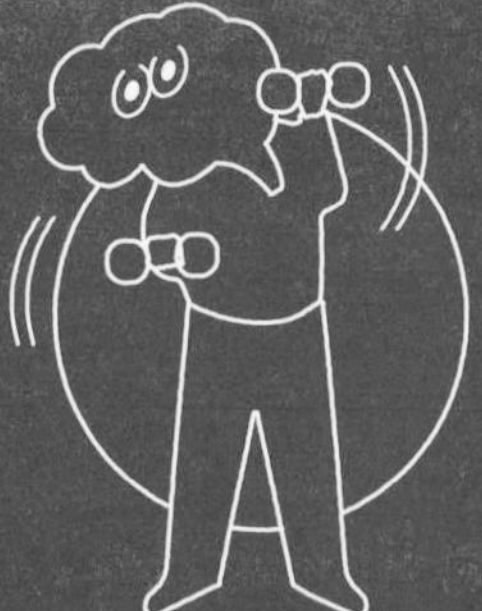

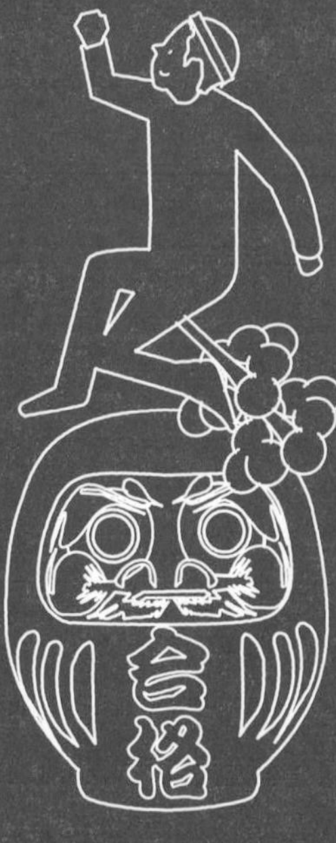

2 Chapter

NOUNOKITAEKATA
mirudake notes

集中するために知っておきたい脳の性質

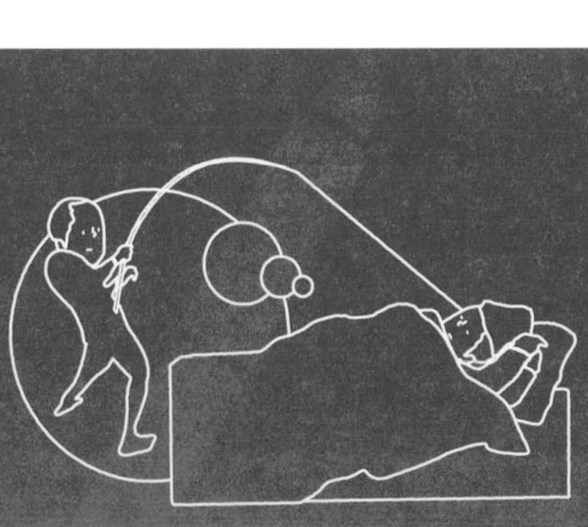

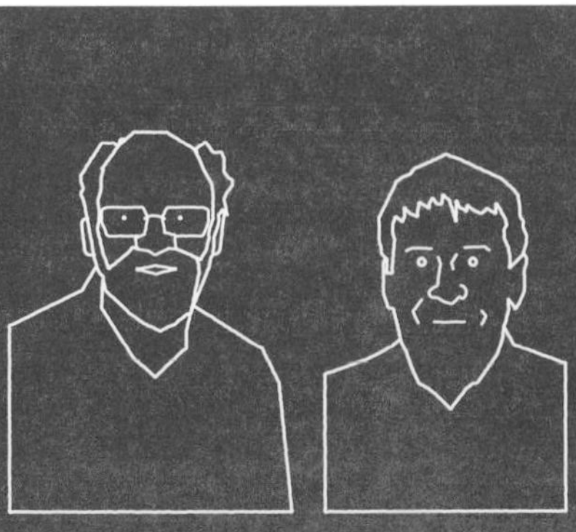

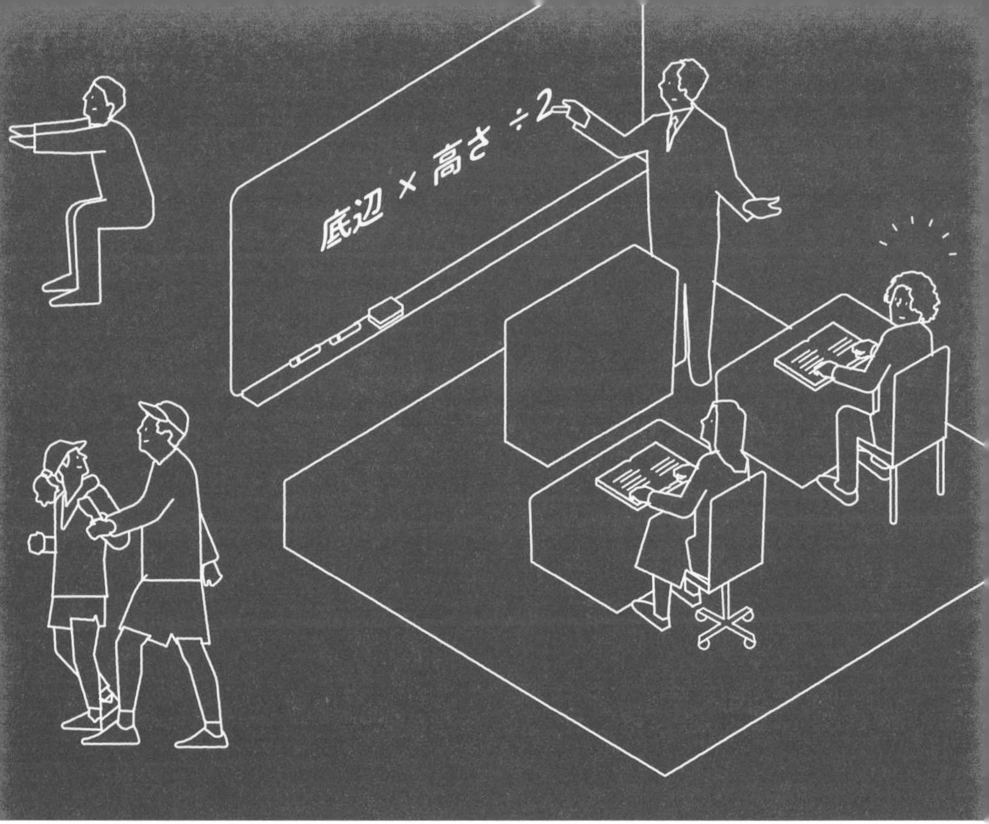

仕事や勉強をするときは、集中したり頭の回転をよくしたりして効率的に行いたいものです。集中にかかわる脳部位は、眼球のコントロールにも関係しています。まずはしっかり見ることが集中することの第一歩です。本Chapterでは、集中するために役立つ知識や方法などをご紹介します。

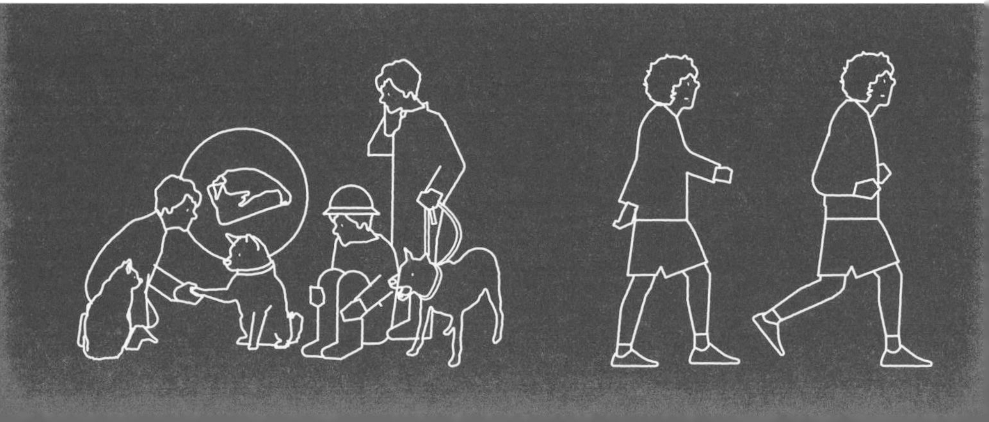

KEY WORD → ☑ 覚醒

01 脳の性質を知って「集中力」をつける

集中力はテストで調べることができます。しかし、もっと大事なのは集中するコツを知ることです。

集中の第一歩は脳の覚醒水準を上げること。まどろんだ状態やぼんやりした状態では集中力が上がるはずもありません。脳を**覚醒**させるには、散歩やストレッチなどが効果的。また、眼球運動も有効なので、目を動かしてみましょう。さらに、これから行う作業に対して、「○分以内にやろう」と時間設定を設けることも役に立ちます。

集中する方法

長時間同じ姿勢で同じ作業をすると集中力が低下してしまいます。

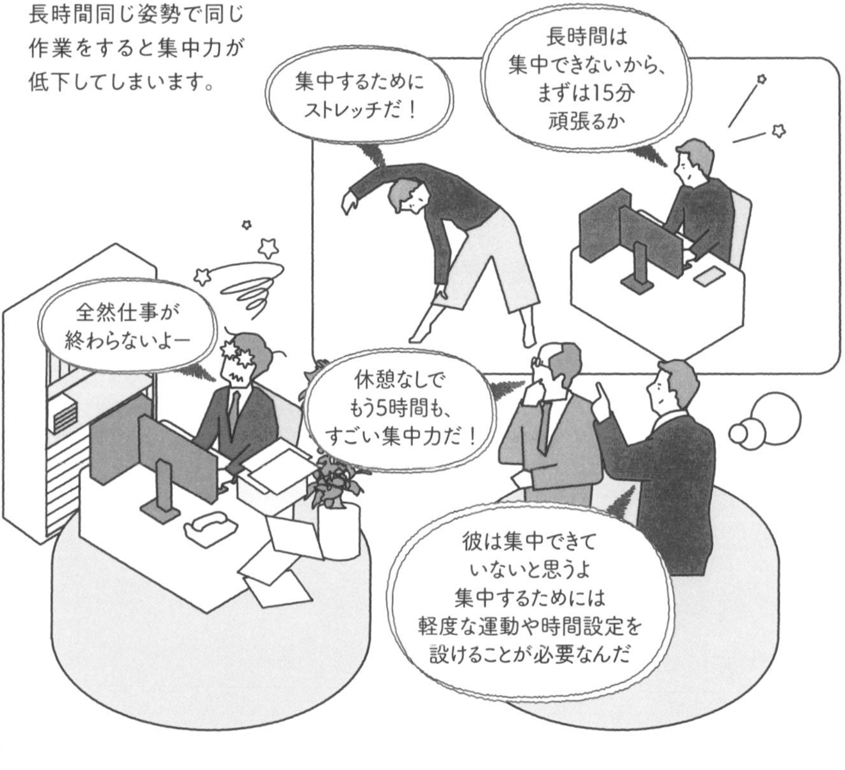
集中するためにストレッチだ！
長時間は集中できないから、まずは15分頑張るか
全然仕事が終わらないよー
休憩なしでもう5時間も、すごい集中力だ！
彼は集中できていないと思うよ集中するためには軽度な運動や時間設定を設けることが必要なんだ

半日集中できればどんなにいいだろう、そう思う人がいるかもしれません。**しかし、たとえば計算課題では 7 分ぐらいから集中力が低下し、パフォーマンスも低下してしまいます。集中できるのは、せいぜい 10 ~ 15 分が限度**。そのつもりで作業の波をつくりましょう。日単位、週単位では主観的な集中度グラフをつくってスケジュール化すると効率的に集中できるでしょう。

スケジュール化しておくと無理が減る

集中は 15 分程度の短い集中の組み合わせです。長時間の集中は難しいという前提で、スケジュールを組みましょう。また、リ・スケジュールも大切です。今後の行動をイメージすることでやる気も保てます。

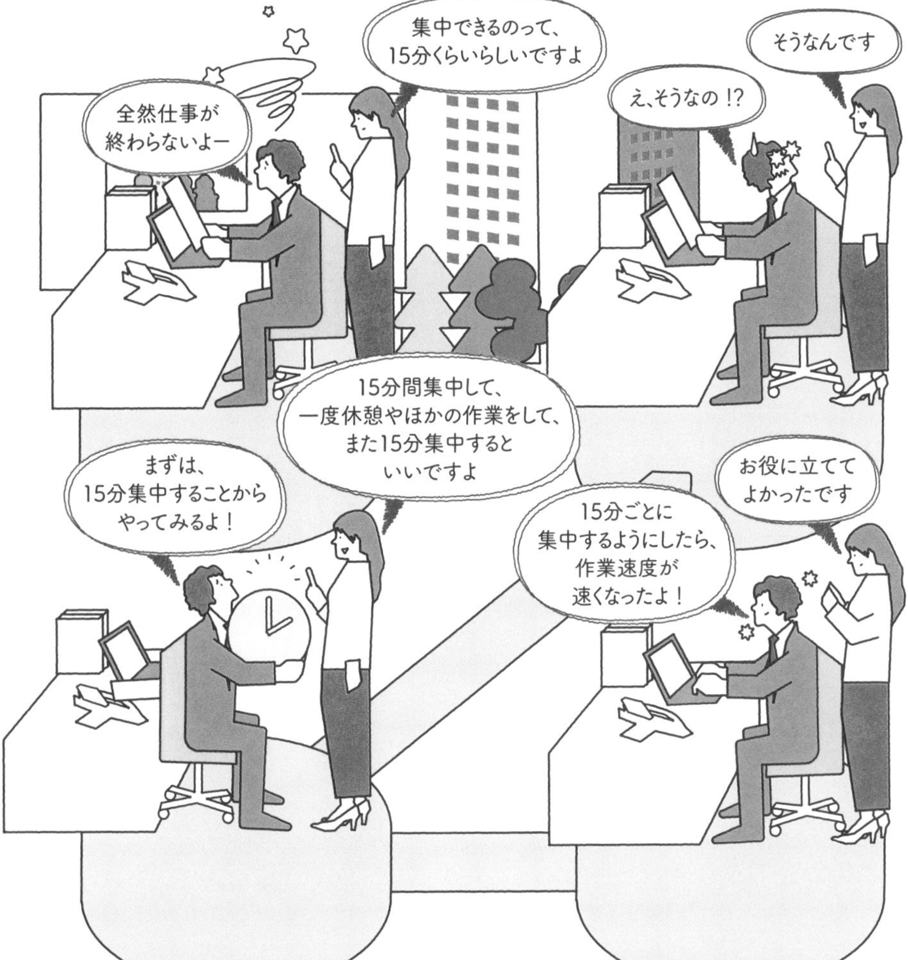
全然仕事が終わらないよー
集中できるのって、15分くらいらしいですよ
え、そうなの!?
そうなんです
15分間集中して、一度休憩やほかの作業をして、また15分集中するといいですよ
まずは、15分集中することからやってみるよ!
15分ごとに集中するようにしたら、作業速度が速くなったよ!
お役に立ててよかったです

KEY WORD → サーカディアンリズム

02 脳の覚醒リズムをつかんで集中力をコントロールする

脳が覚醒する時間帯を知っておけば、集中したい仕事や勉強をいつすればいいかがわかります。

人間には呼吸や心拍、月経周期のような、体のリズムを整えるための体内時計が備わっています。体内時計のなかでも、約24時間周期のものを**サーカディアンリズム**といい、体温や血圧の上下、ホルモン分泌などがそれにあたります。**脳の覚醒度もサーカディアンリズムに基づいて上下しており、覚醒度が高い時間帯ほど脳は高いパフォーマンスを発揮して集中することができます。**

サーカディアンリズムとは？

体温やメラトニン分泌のように、約24時間周期で身体リズムを整える体内時計をサーカディアンリズムといいます。

脳の覚醒もサーカディアンリズムに基づいています。

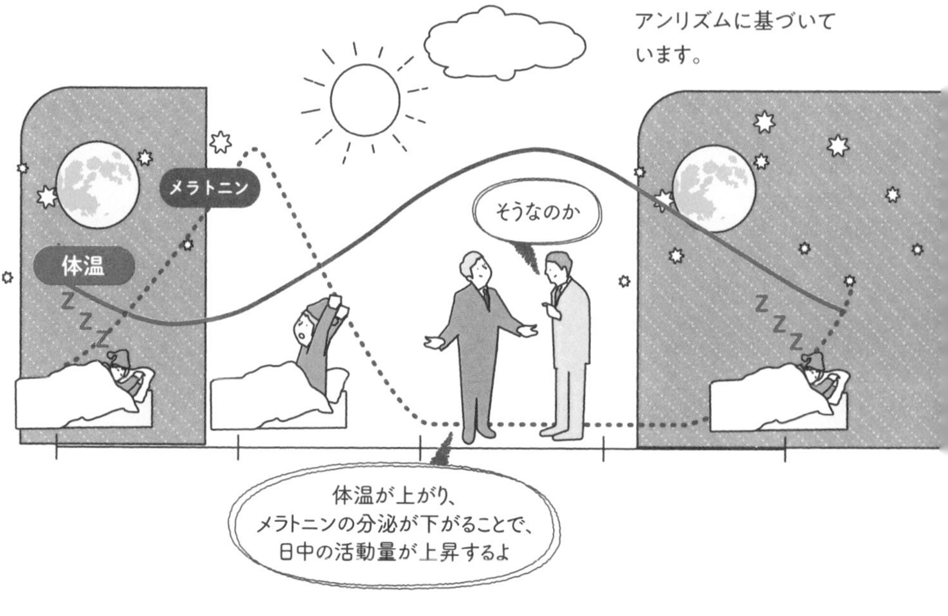

メラトニン
体温
そうなのか
体温が上がり、
メラトニンの分泌が下がることで、
日中の活動量が上昇するよ

脳は朝から昼前にかけて覚醒度が急上昇し、昼ごろに覚醒度がピークに達します。ピークを迎えたあとはわずかに低下しますが、高い水準を維持し、18～19時ごろに再度ピークを迎えます。脳の覚醒度は21時以降に漸減《ぜんげん》し、深夜～早朝がもっとも低い時間帯となります。**自分のサーカディアンリズムに基づいた生活を心がけましょう。**

脳のサーカディアンリズム

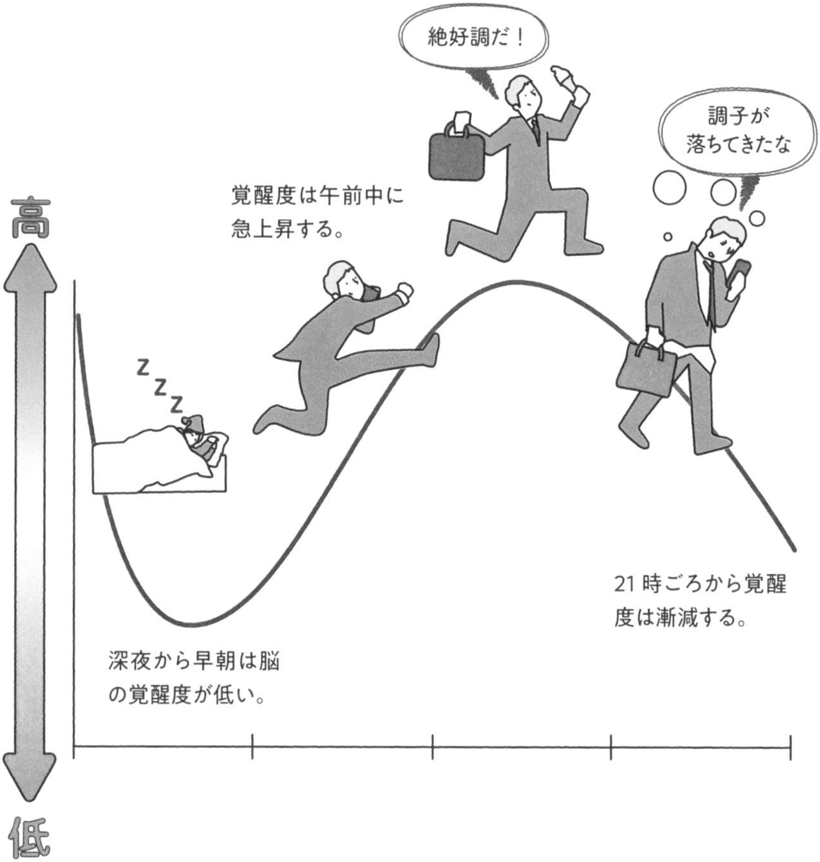
絶好調だ！
調子が落ちてきたな
覚醒度は午前中に急上昇する。
高
低
深夜から早朝は脳の覚醒度が低い。
21時ごろから覚醒度は漸減する。

平均的な傾向としては、高齢者は午前中にパフォーマンスが上がり、若者は午後や夕方から好調になります。

03 覚醒時間を狙い撃ちして効率のよい一日を過ごす

サーカディアンリズムに合わせた生活を心がけることで脳を最大限効率的に使えるようになります。

脳を効率的に使うには、**脳のサーカディアンリズムに合わせた過ごし方**をすることが大切です。**起床時間は午前5～6時の間で一定にするのが理想的。起床後は、朝日を浴び、朝食をとり散歩やストレッチなどの軽い運動をしましょう。**ただし、遺伝的に夜型の人はこのリズムを矯正すると、社会的時差ぼけでパフォーマンスが下がります。まずは、自分のリズムを把握してみましょう。

脳を覚醒させる朝の過ごし方

朝の行動は習慣化しやすいので、ぜひ実践してみましょう。

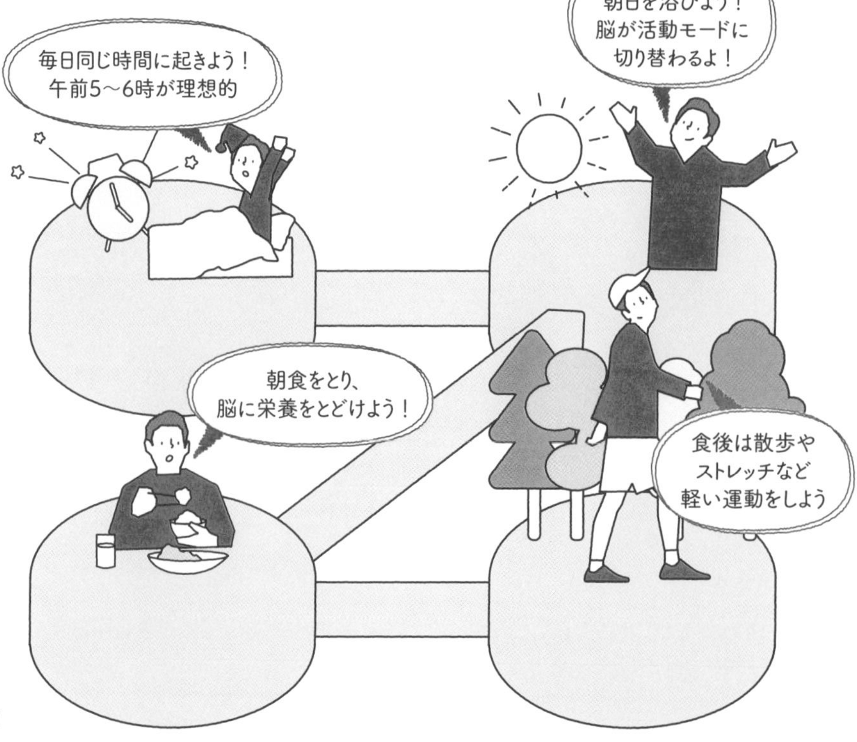
毎日同じ時間に起きよう！
午前5～6時が理想的
起きたら
朝日を浴びよう！
脳が活動モードに
切り替わるよ！
朝食をとり、
脳に栄養をとどけよう！
食後は散歩や
ストレッチなど
軽い運動をしよう

集中が必要な作業は覚醒のピークに合わせて、お昼ごろから行いましょう。覚醒水準はピーク後に緩やかに低下しますが、18時ごろに再上昇します。そして、21時くらいから下がります。翌日に疲れを残さないように、遅くとも24時までには就寝しましょう。**夜型の人は無理にこのリズムにする必要はありません。自分がもっとも効率的に過ごせる生活リズムで過ごしましょう。**

日中から寝るまでの過ごし方

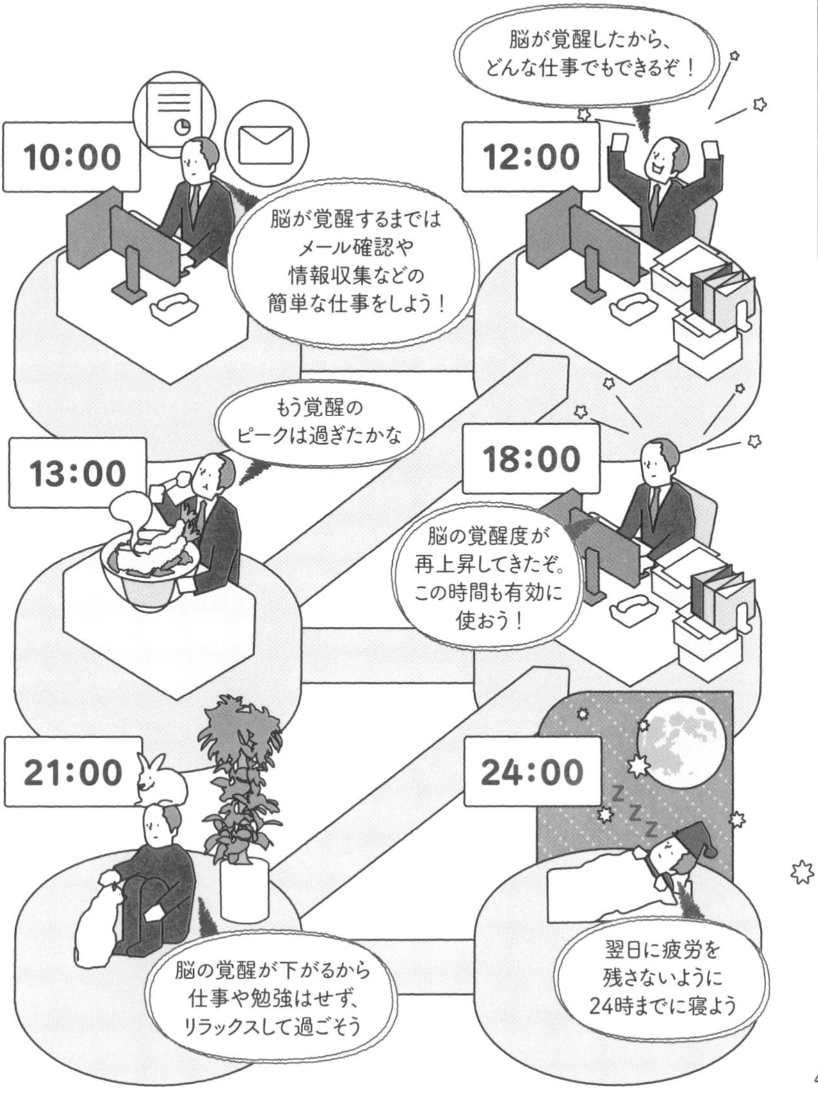
10:00
脳が覚醒するまではメール確認や情報収集などの簡単な仕事をしよう！
12:00
脳が覚醒したから、どんな仕事でもできるぞ！
13:00
もう覚醒のピークは過ぎたかな
18:00
脳の覚醒度が再上昇してきたぞ。この時間も有効に使おう！
21:00
脳の覚醒が下がるから仕事や勉強はせず、リラックスして過ごそう
24:00
翌日に疲労を残さないように24時までに寝よう

04 脳を目覚めさせるには五感を刺激する

五感を刺激することで脳は覚醒します。もし感じにくいという人は、五感を刺激してみましょう。

脳は外部からの刺激を受けることでも覚醒します。脳を覚醒させるのに効果的な方法は、視覚・聴覚・嗅覚・触覚・味覚の**五感を刺激**すること。**五感が刺激されると脳にその情報が伝わり脳が覚醒するのです**。五感を刺激する方法は簡単で、アロマの香りを嗅いだりガムを噛んだりすることで十分な効果が見込めます。

五感は脳を刺激する

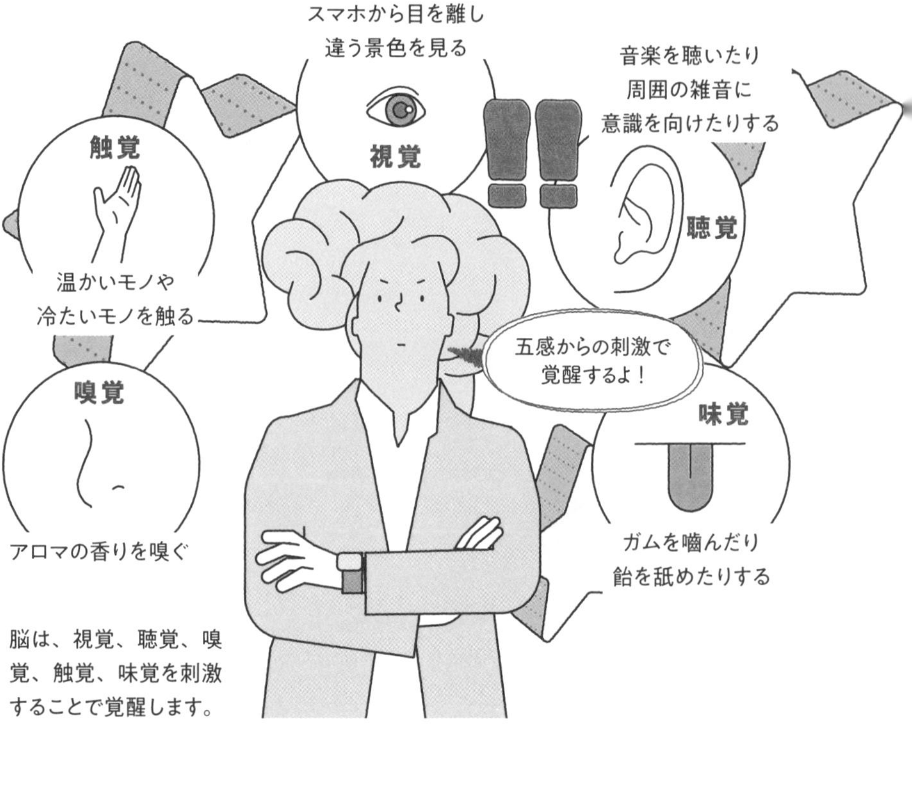
スマホから目を離し
違う景色を見る
視覚
音楽を聴いたり
周囲の雑音に
意識を向けたりする
聴覚
触覚
温かいモノや
冷たいモノを触る
五感からの刺激で
覚醒するよ！
嗅覚
アロマの香りを嗅ぐ
味覚
ガムを噛んだり
飴を舐めたりする

脳は、視覚、聴覚、嗅覚、触覚、味覚を刺激することで覚醒します。

仕事中に脳に刺激を与えるなら、コーヒーやお茶に含まれているカフェインを摂取するのがおすすめ。カフェインを摂取した効果は約30分後から発揮されるので、脳を覚醒させたい時間を逆算して摂取しましょう。また、飲み過ぎには注意。いつも少しだけコーヒーを飲むという人はカフェイン摂取で細かいことが覚えやすくなりますが、たくさん飲む人には効きません。

カフェインで脳を覚醒させる

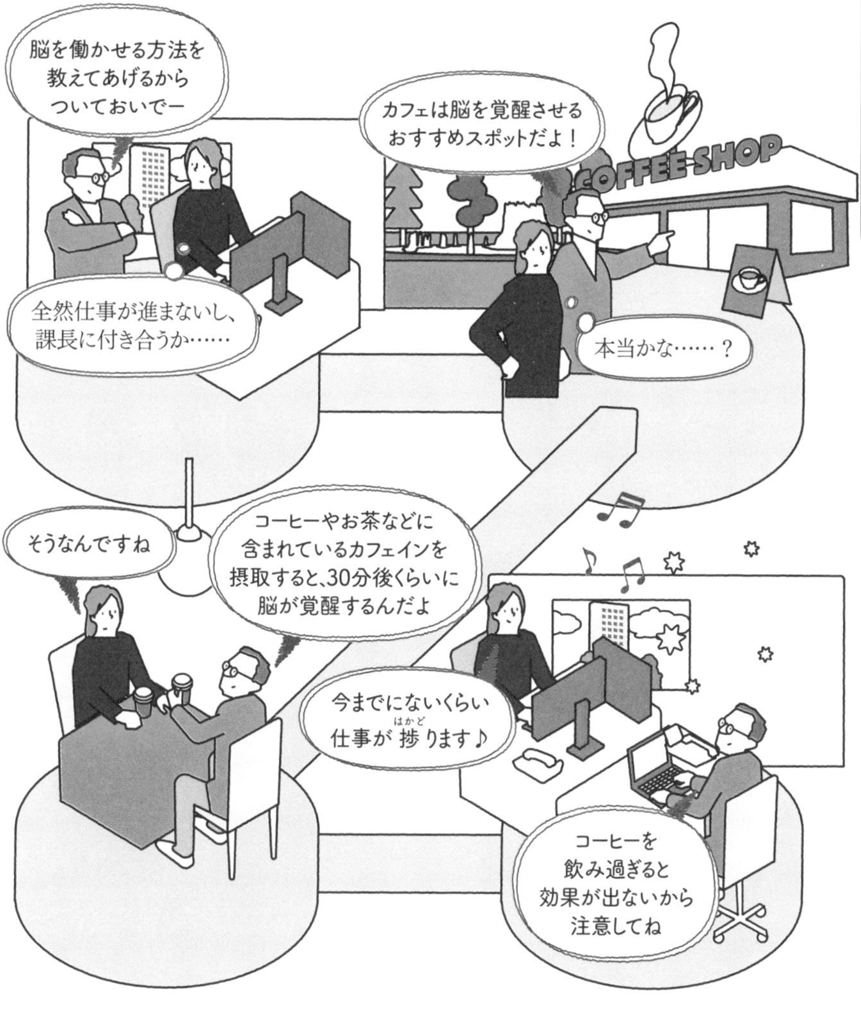
脳を働かせる方法を教えてあげるからついておいでー
全然仕事が進まないし、課長に付き合うか……
カフェは脳を覚醒させるおすすめスポットだよ！
COFFEE SHOP
本当かな……？
コーヒーやお茶などに含まれているカフェインを摂取すると、30分後くらいに脳が覚醒するんだよ
そうなんですね
今までにないくらい仕事が捗《はかど》ります♪
コーヒーを飲み過ぎると効果が出ないから注意してね

05 運動で脳が活性化し頭の回転スピードが上がる

座っているだけでなく体を動かしてみましょう。軽い運動や筋トレをした直後に注意力と課題の処理速度が向上します。

散歩やストレッチなどの軽い運動や筋トレ直後に集中力が向上します。それだけでなく、課題の処理速度も上がります。座っていても集中できない、頭が働かないという人は、体を動かしてみましょう。記憶力や気分の向上への効果はまちまちですが、**頭の回転スピードを上げる**には作業の前や合間に軽い運動や筋トレをはさむことです。

頭の回転をよくする方法

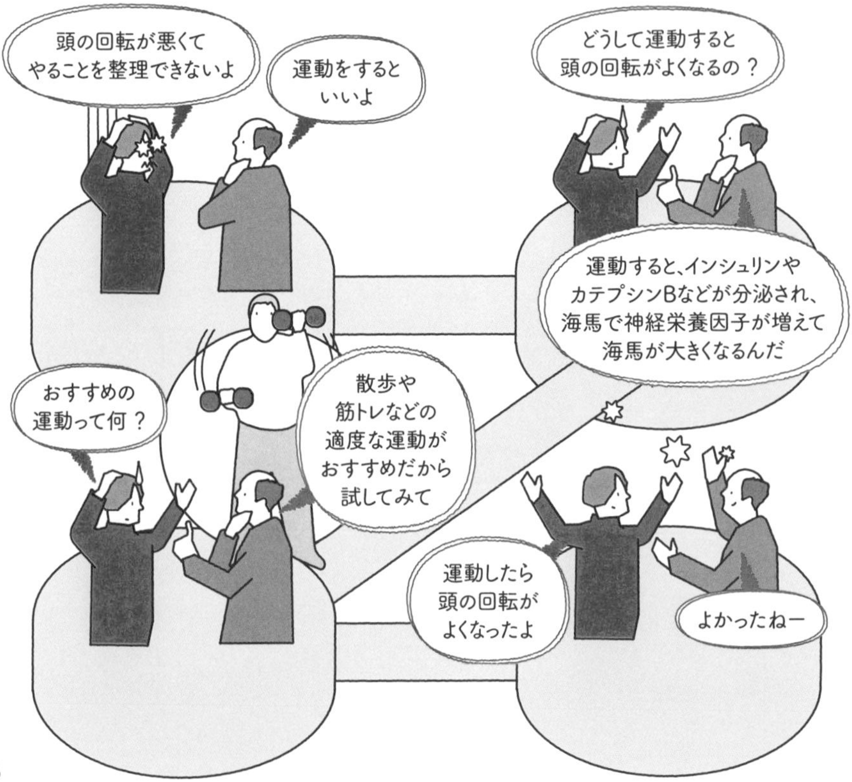
頭の回転が悪くて
やることを整理できないよ
運動をすると
いいよ
どうして運動すると
頭の回転がよくなるの？
運動すると、インシュリンや
カテプシンBなどが分泌され、
海馬で神経栄養因子が増えて
海馬が大きくなるんだ
おすすめの
運動って何？
散歩や
筋トレなどの
適度な運動が
おすすめだから
試してみて
運動したら
頭の回転が
よくなったよ
よかったねー

ヨガやストレッチを含む運動が頭の働き（認知機能）に有益であることは最近の多くの研究から明らかになっています。**とくに筋トレと有酸素運動は認知機能全般及びワーキングメモリ系機能を向上させるのに有効です**。また、体を動かすことは、やる気や集中力の向上にも役立ちます。積極的に運動をしましょう。

運動は認知機能を高める

脳を効率的に使ったり鍛えたりするためには、軽い運動をするのが大切になります。

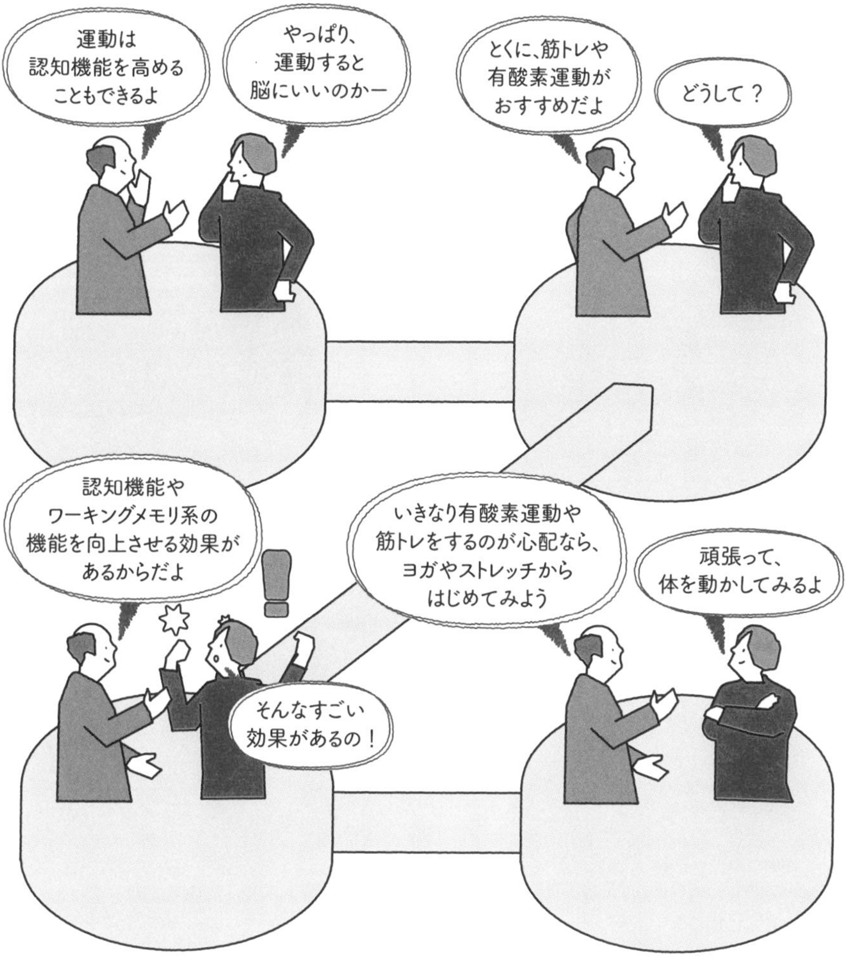

運動は認知機能を高めることもできるよ
やっぱり、運動すると脳にいいのかー
とくに、筋トレや有酸素運動がおすすめだよ
どうして？
認知機能やワーキングメモリ系の機能を向上させる効果があるからだよ
そんなすごい効果があるの！
いきなり有酸素運動や筋トレをするのが心配なら、ヨガやストレッチからはじめてみよう
頑張って、体を動かしてみるよ

KEY WORD → ☑ 眼球運動

06 凝り固まった眼球を動かすことで頭がさえる

見ることが集中のはじまりです。スマホやテレビを見るときも、そこをしっかり見ることが集中の第一歩。

集中すると、脳では前頭眼野や頭頂間溝、下前頭回などが活性化します。このうち、前頭眼野や頭頂間溝は眼球のコントロールにかかわります。**まずはしっかり見ることが集中力を高める第一歩です**。どうしても視線が泳いでしまう人は、シールを貼ったりマークをつけたりして目印をつけましょう。また、手を動かしたり嗅覚を刺激したりすることでも集中力が高まります。

集中力を高める方法

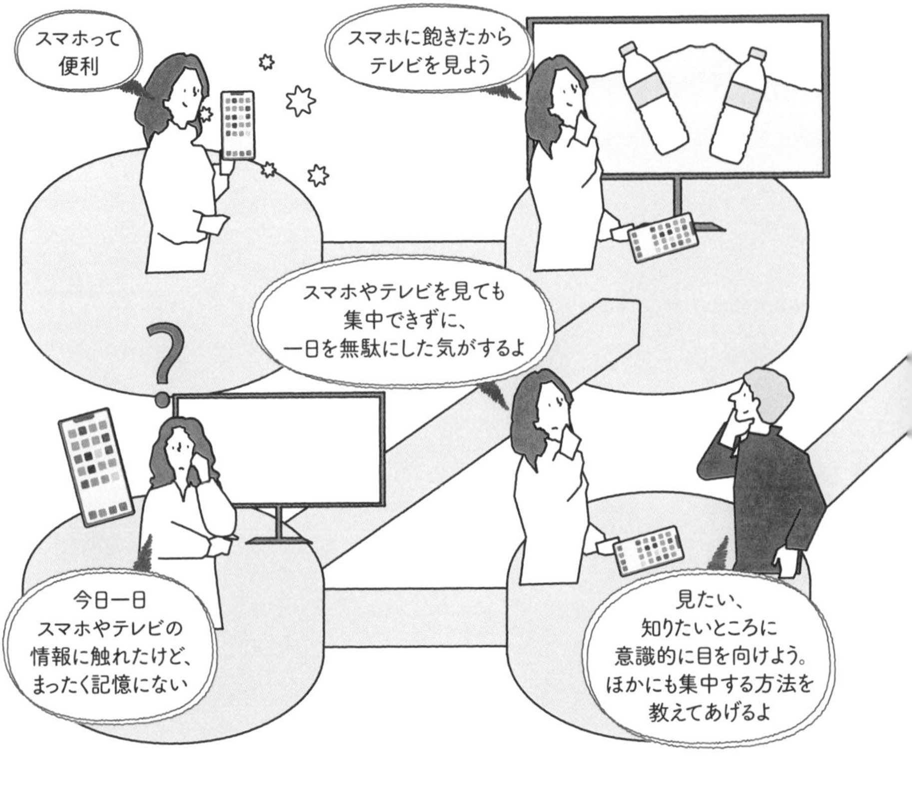

スマホって便利
スマホに飽きたからテレビを見よう
スマホやテレビを見ても集中できずに、一日を無駄にした気がするよ
?
今日一日スマホやテレビの情報に触れたけど、まったく記憶にない
見たい、知りたいところに意識的に目を向けよう。ほかにも集中する方法を教えてあげるよ

蛍光ペンを使う、アンダーラインを引くなども大事な集中力アップ法です。仕事でパソコンを使う場合は、パソコンの四隅を目で追っていくだけでも、切り替えのきっかけになり、集中できるでしょう。また、**眼球運動**をするのもおすすめです。やり方は簡単。眼球を目線の高さで左右にできるだけ速く、10秒ほど動かすだけです。

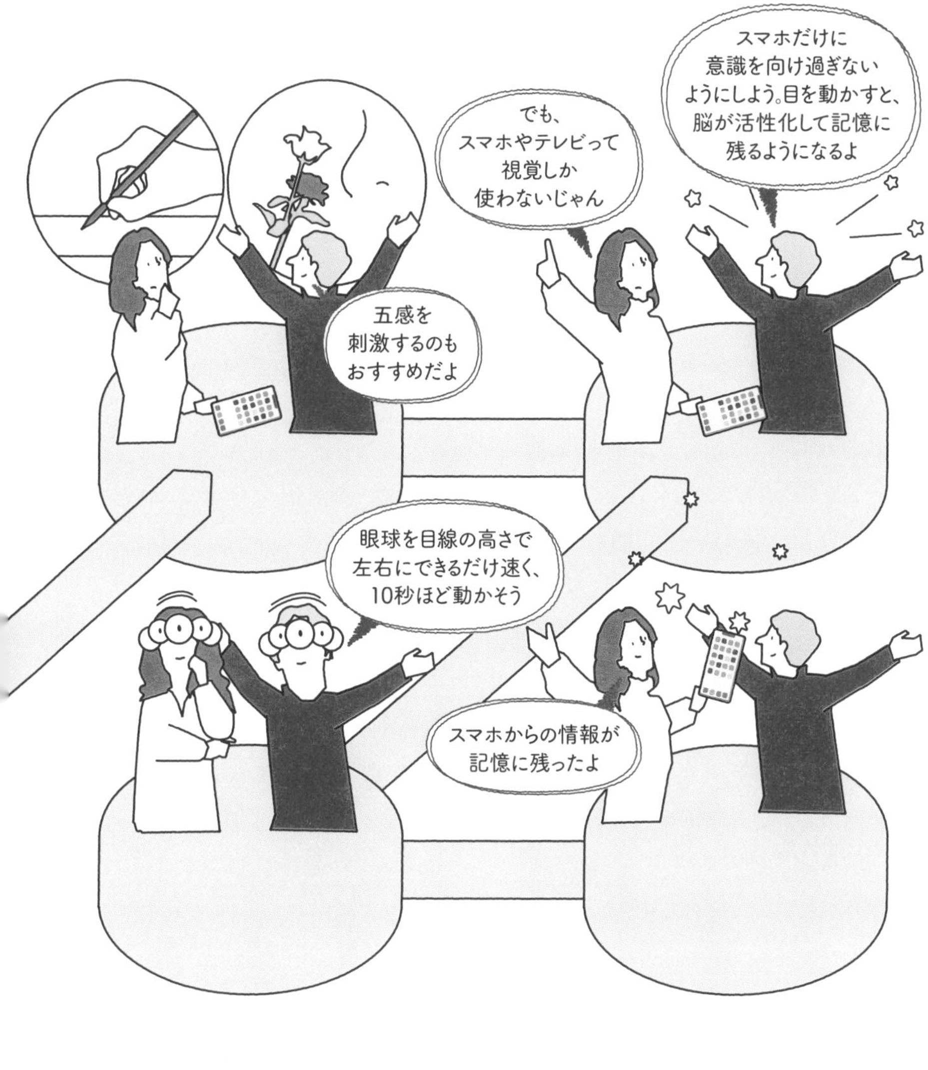
スマホだけに意識を向け過ぎないようにしよう。目を動かすと、脳が活性化して記憶に残るようになるよ
でも、スマホやテレビって視覚しか使わないじゃん
五感を刺激するのもおすすめだよ
眼球を目線の高さで左右にできるだけ速く、10秒ほど動かそう
スマホからの情報が記憶に残ったよ

07 昼寝をすることで頭がシャキッとする

長時間考えてもよいアイデアが浮かばない場合は、脳に休息を与えてみましょう。

学習しているときだけが学習。みなさんそう思いがちですが、脳は学習していないときも学習を続けます。これをオフライン学習といいます。**目をつぶっただけで記憶力がアップしたという報告もあります**。睡眠時にとくに記憶の定着が促進されますので、寝る間を惜しんで勉強するのではなく、睡眠をしっかりとりましょう。日中に**昼寝**をするのもよいです。

寝ていても脳は学習している

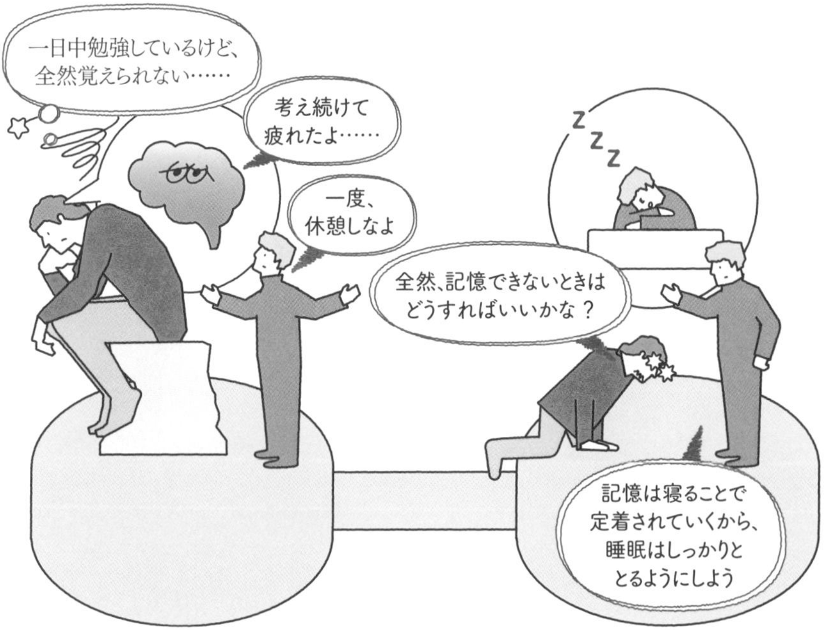
一日中勉強しているけど、
全然覚えられない……
考え続けて
疲れたよ……
一度、
休憩しなよ
Z
Z
Z
全然、記憶できないときは
どうすればいいかな？
記憶は寝ることで
定着されていくから、
睡眠はしっかりと
とるようにしよう

脳は、学習していないときも学習し続けています。とくに、睡眠時に記憶の定着が促進されます。

長時間の昼寝は夜眠れなくなり、夜に脳を休めることができなくなってしまうので、昼寝は10～15分程度の短い時間を心がけましょう。スマホや目覚ましのタイマーをセットし、その時間に起きるようにすれば長時間の昼寝は防げます。**寝る前にカフェインを摂っておくと短時間で覚醒するのでおすすめです**。どうしても眠れない場合は、目を閉じて思考しないように努めます。

昼寝の方法

長時間の昼寝は夜眠れなくなるのでNG。10～15分後に起きられるようにタイマーをセットしておきましょう。昼寝前にカフェインを摂取すると覚醒しやすくなります。

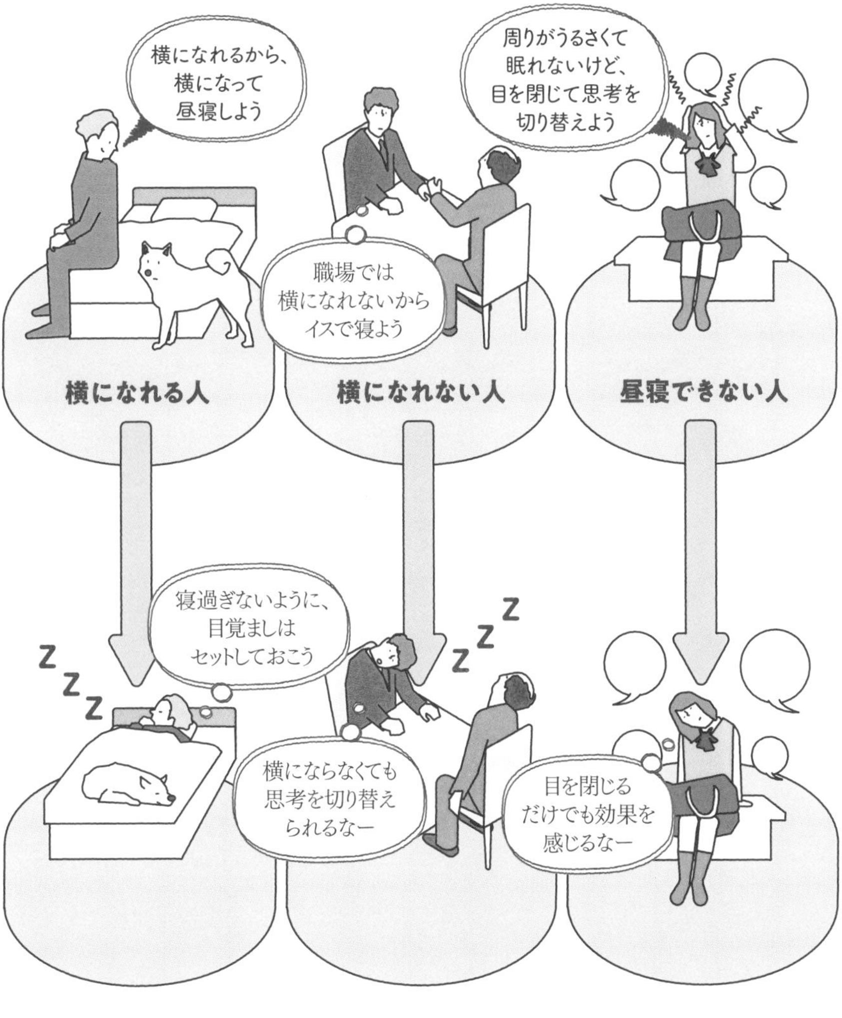
横になれるから、
横になって
昼寝しよう
職場では
横になれないから
イスで寝よう
周りがうるさくて
眠れないけど、
目を閉じて思考を
切り替えよう
横になれる人
横になれない人
昼寝できない人
寝過ぎないように、
目覚ましは
セットしておこう
Z Z Z
横にならなくても
思考を切り替え
られるなー
Z Z Z
目を閉じる
だけでも効果を
感じるなー

KEY WORD → ☑ 思考パターン

08 モノの見方を変えるとひらめく

いつもの景色を違う角度から見てみましょう。角度を変えると物事の見方や考え方も変わるかもしれません。

「○○なら△△をする」というように、人は特定の**思考パターン**を持っているものですが、ときには思考パターンを変化させてみましょう。いつも同じ思考パターンでは特定のネットワークしか使われませんが、**異なる思考をすれば、普段使われないネットワークが使われ、新しい解決法が見えてくることもあります**。

モノの見方を変えるとひらめく

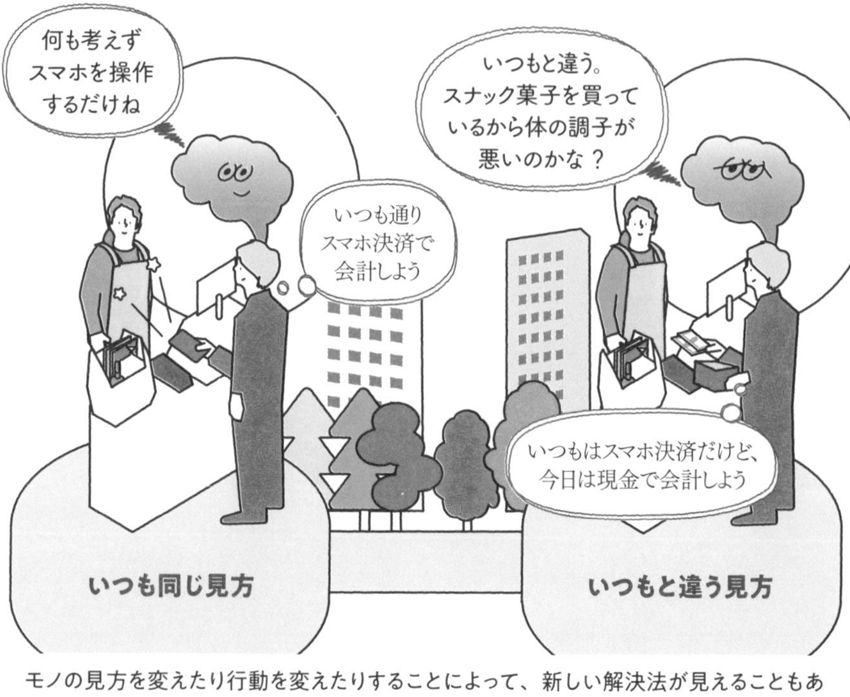
何も考えずスマホを操作するだけね
いつも通りスマホ決済で会計しよう
いつも同じ見方
いつもと違う。スナック菓子を買っているから体の調子が悪いのかな？
いつもはスマホ決済だけど、今日は現金で会計しよう
いつもと違う見方

モノの見方を変えたり行動を変えたりすることによって、新しい解決法が見えることもあります。

今の考えを一度整理して図示してみましょう。パワーポイントにまとめるのもカードを使ってまとめるのも、付箋を使うのもOKです。それを見ながら付け足したり違う考えを書き込んだりしていけば、ひらめきが生まれやすくなります。道具が手元にない場合は、頭のなかで図示したり、違う考えをしたりしてみましょう。頭のなかで討論会をするのもおすすめです。

自分と自分を戦わせ、異なる思考をする

頭のなかで異なる思考を持つ自分同士を戦わせれば、自然と異なる思考を持てるようになります。

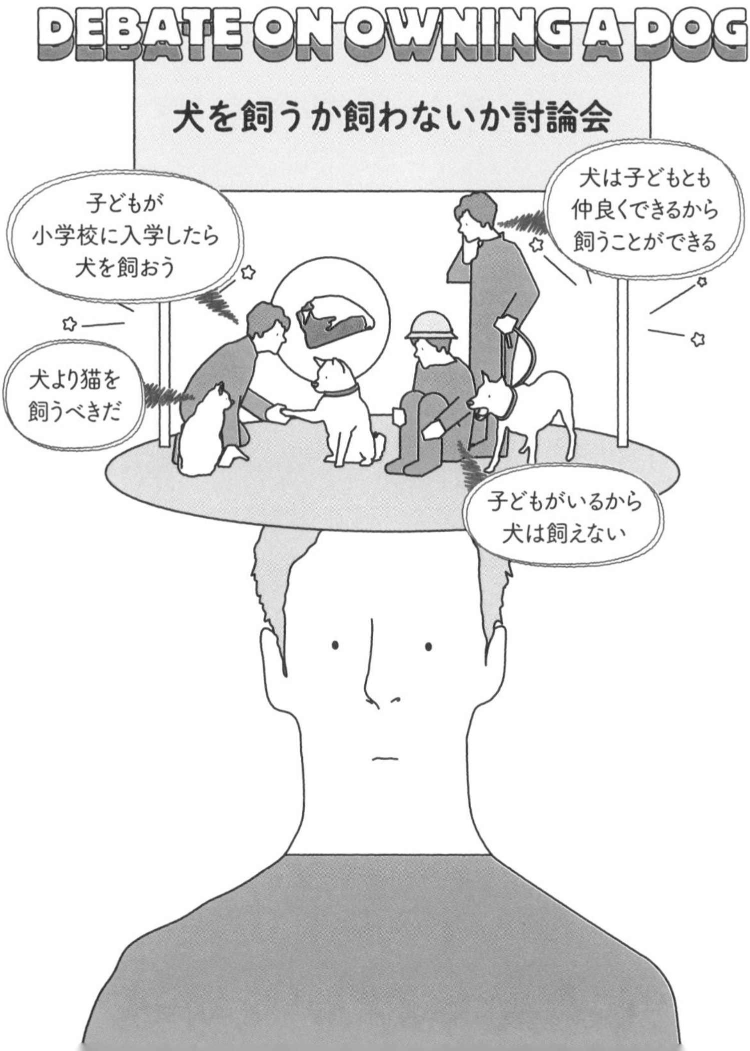
DEBATE ON OWNING A DOG
犬を飼うか飼わないか討論会
子どもが小学校に入学したら犬を飼おう
犬は子どもとも仲良くできるから飼うことができる
犬より猫を飼うべきだ
子どもがいるから犬は飼えない

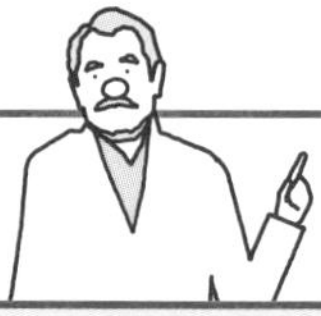

Column 02

ドーパミン、セロトニン、ノルアドレナリン、オキシトシンの説明はわかった気になれるけどあやしい

本書でもご紹介しているドーパミン、セロトニン、ノルアドレナリン、オキシトシンの働きを周囲の人に説明することはできますか?

やる気や快感にかかわるのがドーパミン、癒やしや幸せ感にかかわっているのがセロトニン、覚醒水準や注意、ストレスにかかわるのがノルアドレナリン、絆や愛着に関係しているのがオキシトシンのように、ざっくりとこれらの物質の特徴を説明することは、本書を読んでいただければ難しいことと思わずにできるでしょう。

しかし、これらの物質の実際の働きは多様で複雑です。ドーパミンひとつとっても腹側被蓋《ふくそくひがい》から側坐核《そくざかく》にいたるドーパミン神経系と、パーキンソン病にかかわる黒質ー線条体系のドーパミン神経系は違います。また、ドーパミンがくっついて作用する受容体もD1、D2、D3、D4、D5、加えてドーパミントランスポーターがあり、その働きも違います。さらに、D1、3、5はシナプス後細胞を活性化させますが、D2、4は鎮静化させたりします。

一昔前のドーパミン神経の投射図より、どうやらはるかに広範に投射が行われているようで、ドーパミンはやる気や快感にかかわる（だけ）かと思ってしまうと大間違いになります。

ドーパミン同様にセロトニン、ノルアドレナリン、オキシトシンにも冒頭でご紹介した以外の働きがあります。

ああ、これドーパミンが足らんなとか、セロトニン不足とか、外在化の一手法として、嘘を承知で使うぶんにはいいですが、一物質がひとつの働きと対応するかのような理解をして、周囲に自慢げに話してしまうと、浅い知識だと周囲に思われ、恥をかいてしまうかもしれません。

物事の一面だけを知って理解した気にならずに、頭を働かせて自ら積極的に多くの情報を収集しましょう。

そのほうが、脳も活性化しますしあなたの知識が蓄えられて、周囲からの評判もよくなるはずです。

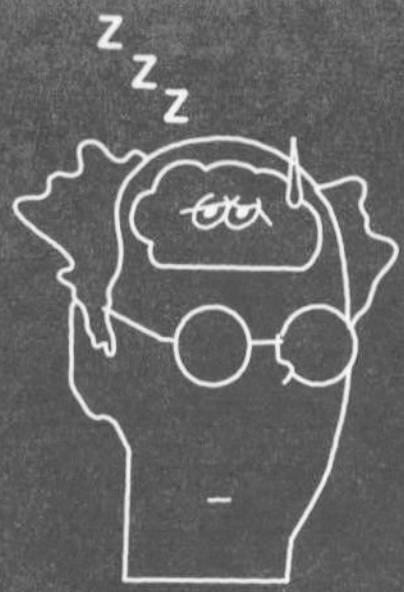

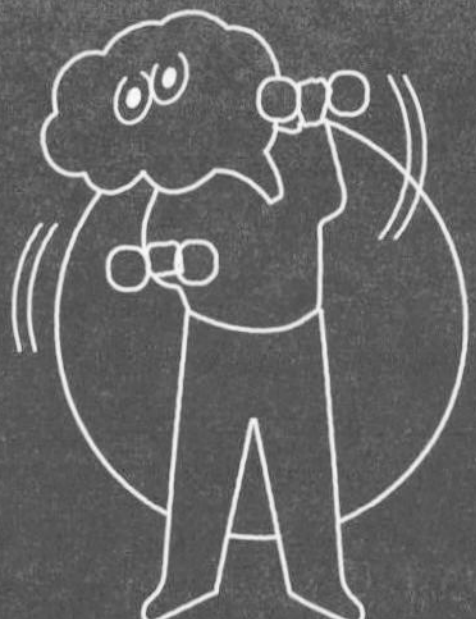

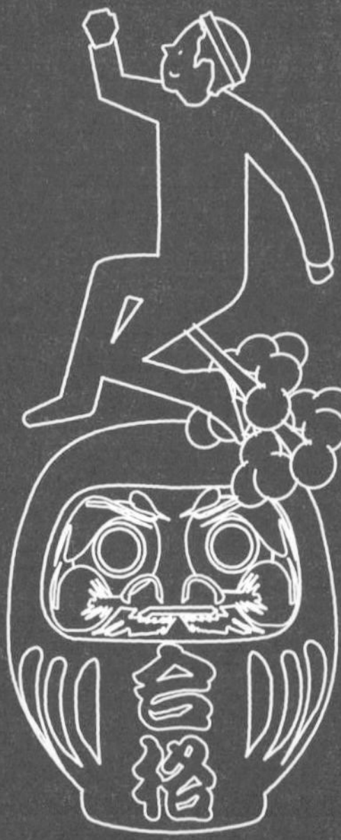

Chapter 3

NOUNOKITAEKATA
mirudake notes

「記憶」は繰り返しと復習のタイミングが大切

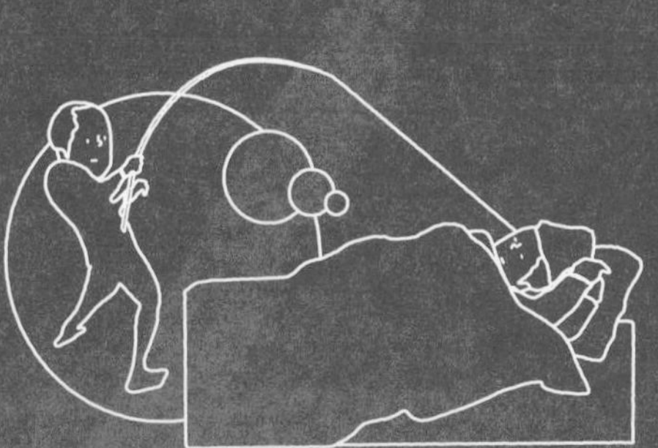

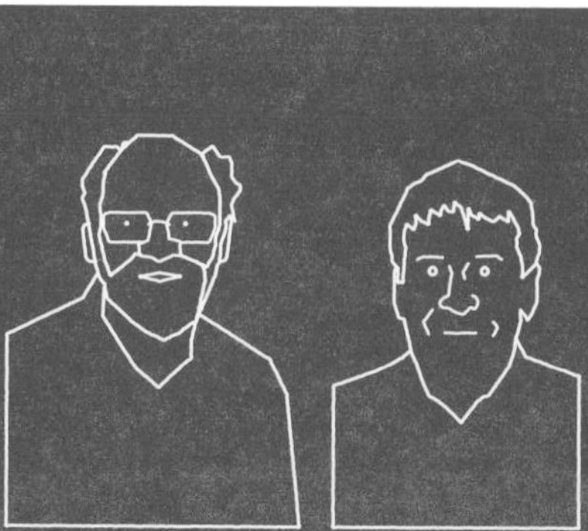

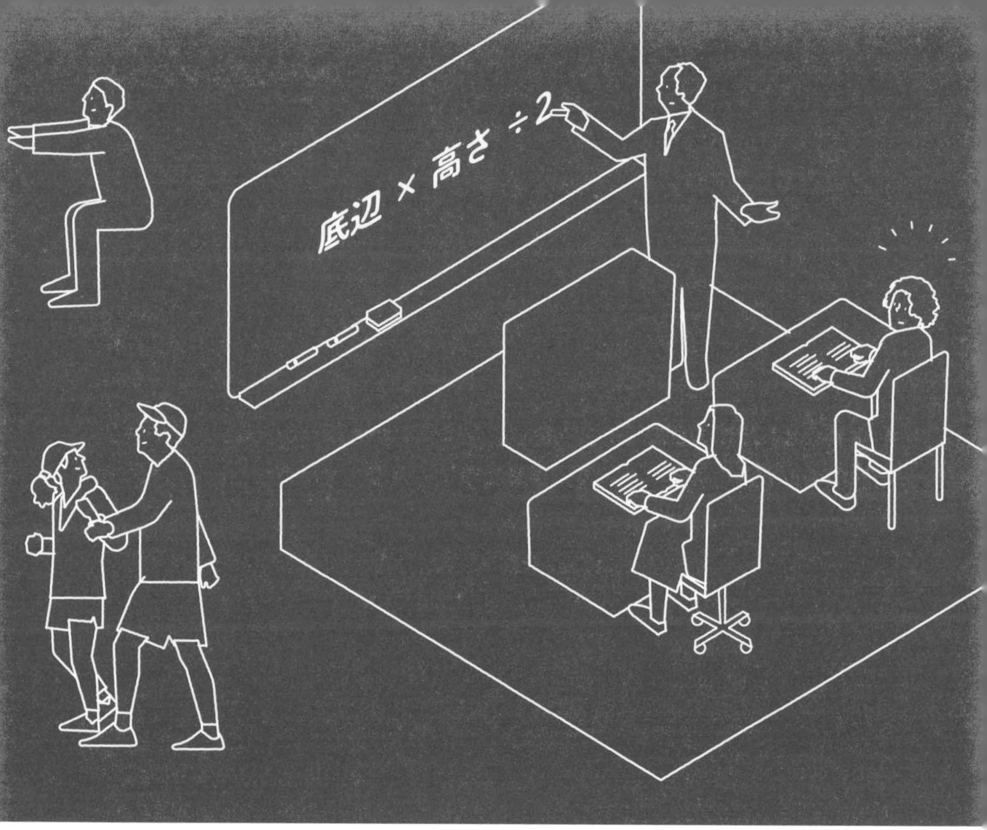

スマホで気軽に情報を検索したり保存したりできるようになりましたが、人の顔や名前、一般常識など、日常生活のなかでは記憶しておかなければならないことが数多くあります。本Chapterでは、記憶のメカニズムや効率的に記憶する方法などをご紹介します。

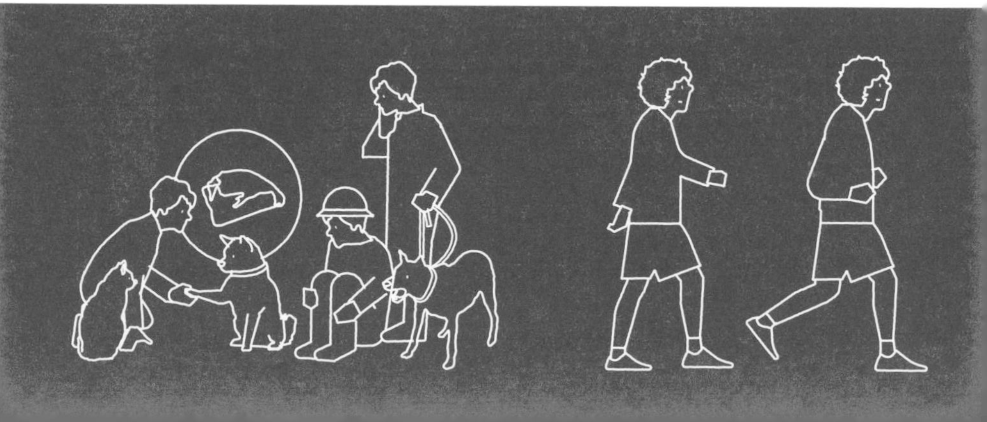

01 記憶のメカニズムを理解する

たった1回、見たり聞いたりするだけでは記憶できません。記憶のメカニズムを知り、記憶に大切なことを学びましょう。

学生時代より記憶力が低下したと感じる人は多いかもしれませんが、その原因は記憶力が低下したのではなく、単純に学習が不足しているだけかもしれません。記憶というのは、たくさんの神経細胞のつながりによって構築されるネットワークです。これを**記憶エングラム**（記憶痕跡）といいます。記憶することは、記憶エングラムをつくること、と言い換えることができます。

記憶力が低下した原因はわからない

学生時代に比べて記憶力が低下したと感じる人は、一度学生時代同様に勉強しているか振り返ってみましょう。記憶力が低下したのではなく、単純に勉強不足が原因かもしれません。

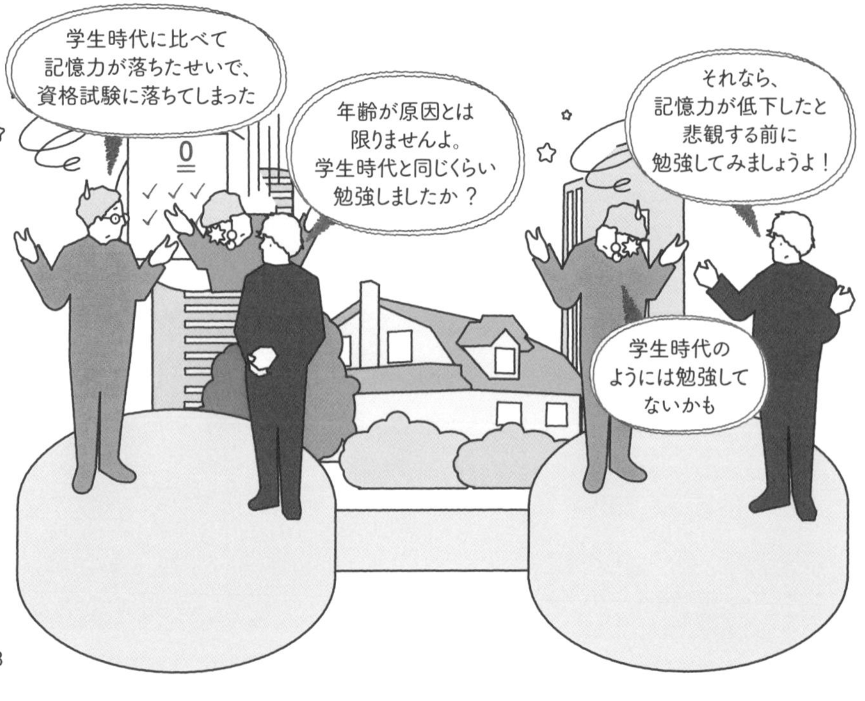
学生時代に比べて記憶力が落ちたせいで、資格試験に落ちてしまった
年齢が原因とは限りませんよ。学生時代と同じくらい勉強しましたか？
それなら、記憶力が低下したと悲観する前に勉強してみましょうよ！
学生時代のようには勉強してないかも
0

記憶エングラムは使わないと風化します。引っ越す前の住所や電話番号が思い出せなくなるのは、記憶エングラムが風化したからです。**記憶力が低下したのか、学習不足で記憶エングラムが風化したのか、記憶できないことの原因は特定できませんが、学習不足であれば、学習すれば記憶できるようになります。**ですので、記憶力が低下したと悲観する前に、まずは学習しましょう。

記憶エングラムは風化する

実家の住所や電話番号など、昔の記憶も使わなければ記憶エングラムが風化して思い出せなくなってしまいます。思い出せないのは、年をとって記憶力が低下したのではなく、昔の記憶を使っていないことが原因かもしれません。

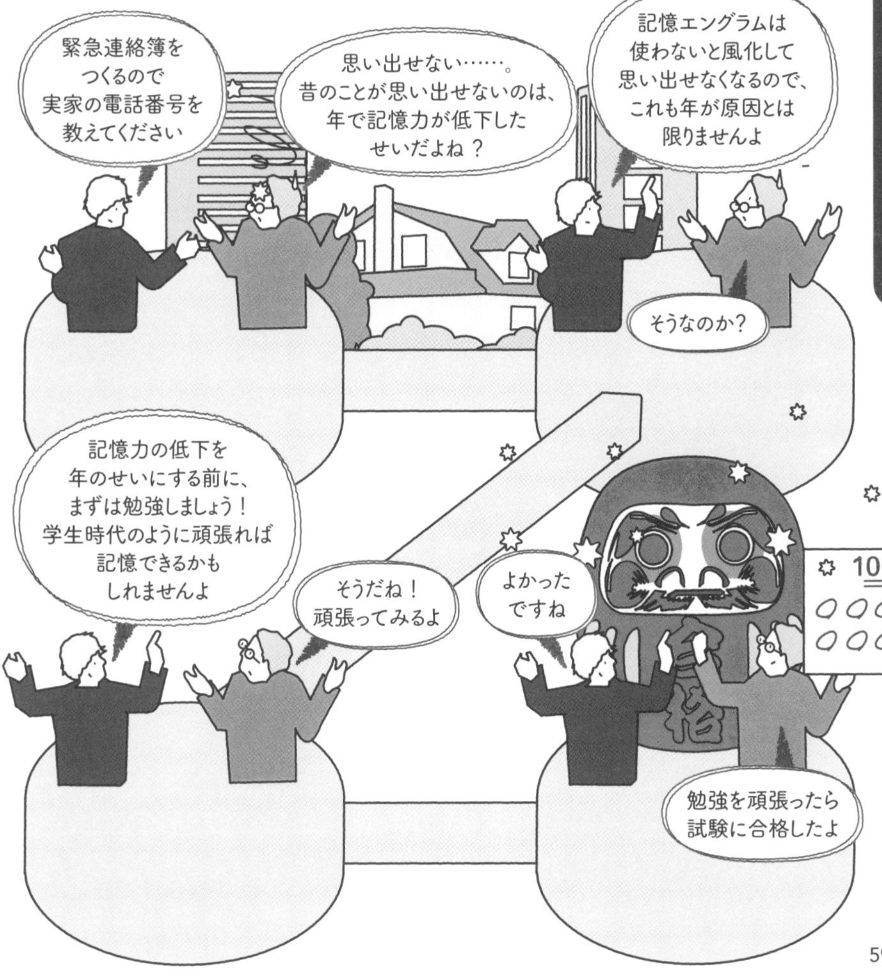
緊急連絡簿をつくるので実家の電話番号を教えてください
思い出せない……。昔のことが思い出せないのは、年で記憶力が低下したせいだよね？
記憶エングラムは使わないと風化して思い出せなくなるので、これも年が原因とは限りませんよ
そうなのか？
記憶力の低下を年のせいにする前に、まずは勉強しましょう！学生時代のように頑張れば記憶できるかもしれませんよ
そうだね！頑張ってみるよ
よかったですね
100
勉強を頑張ったら試験に合格したよ

02 誰だって繰り返さないと忘れるのは当たり前

漢字が読めるのに書けないというのはよく聞く話。記憶したことは、繰り返し学習しないと忘れてしまいます。

学習後の再学習が重要であることは、**エビングハウスの忘却曲線**を見れば一目瞭然です。**この曲線は、覚えたことを一定時間経過したあとに、覚え直すのにどれだけの時間や回数が節約できたのかを示す曲線です**。この節約できた時間を節約率といいます。覚えたことをどれだけの時間が経過すると忘れてしまうかを示唆した曲線と勘違いされやすいので、注意してください。

エビングハウスの忘却曲線とは？

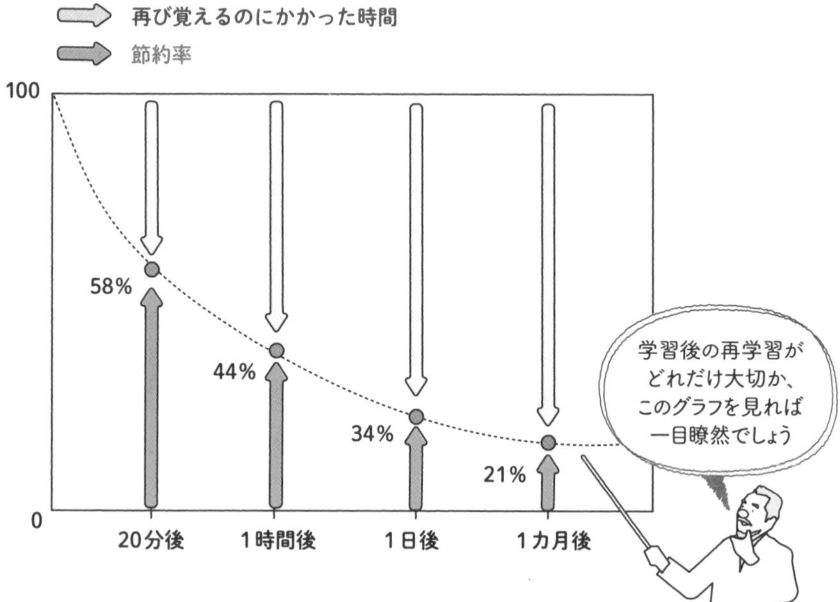

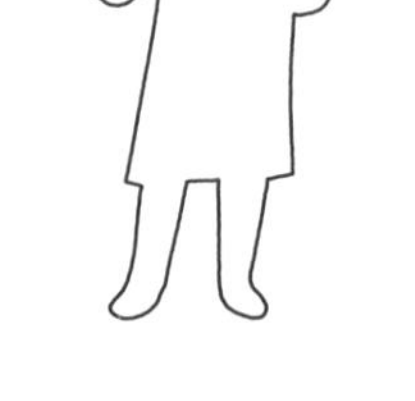

エビングハウスの忘却曲線は、覚えたことを覚え直すのに要する時間や回数を示しています。

この曲線から、覚えてから覚え直す期間が短いほど節約率が高いことがわかります。20分後に覚え直すと、覚え直す時間や回数が58%節約できます。1時間なら44%、1日なら34%、1カ月も過ぎると21%しか節約できません。このように、覚えたことでも時間が経過すると覚え直しにくくなります。昔のことが思い出せない、覚え直しにくいのは自然なことなのです。

時間が経過すると覚え直しにくくなる

心理学者のヘルマン・エビングハウスは被験者に意味のない文字列を記憶させ、時間経過に伴う節約率を調べて忘却曲線に表しました（左図）。記憶の再生程度を示す節約率は、反復学習を行うことで高めることができます。

節約率
最初に学習した内容を一定時間後に再学習するとき、どれくらい時間（労力）を節約できるかその割合を示したもの。節約率が高いほど覚え直しが容易です。

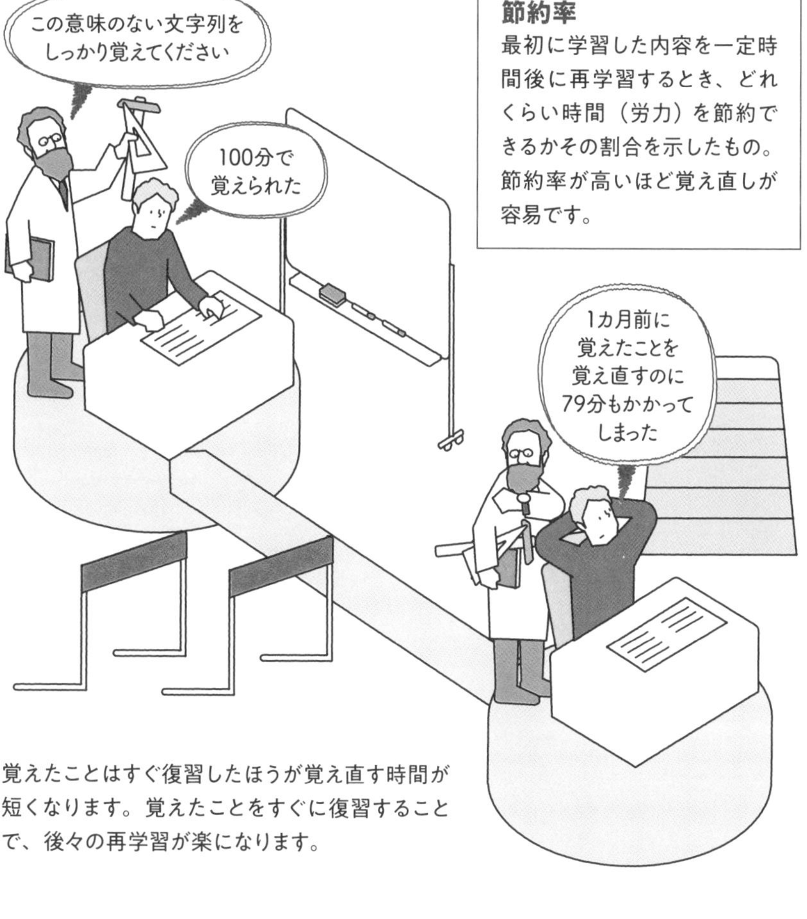
この意味のない文字列をしっかり覚えてください
100分で覚えられた
1カ月前に覚えたことを覚え直すのに79分もかかってしまった

覚えたことはすぐ復習したほうが覚え直す時間が短くなります。覚えたことをすぐに復習することで、後々の再学習が楽になります。

03 記憶するための覚え方と再学習の方法を知る

一瞬で記憶できる記憶術は存在しません。記憶するには、効率的な覚え方と再学習のタイミングが重要です。

記憶力をつけたいと思ったことはありますか？　残念ながら、誰もが一瞬で記憶できるような都合のよい記憶法はありません。**ですので、一瞬で記憶できる夢のような記憶術を考えるよりも、どうすれば効率的に記憶・復習できるかを考えたほうが現実的です**。その方法を考えるためには、**ワーキングメモリ**の性質を知ることからはじめるとよいでしょう。

すぐに覚えられる記憶術は存在しない

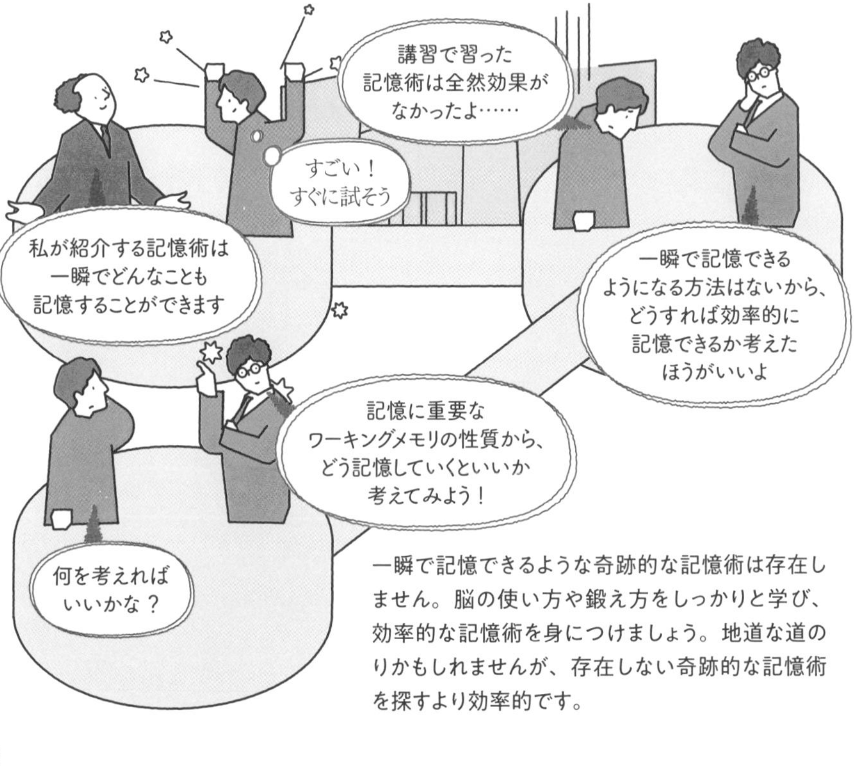
講習で習った
記憶術は全然効果が
なかったよ……
すごい！
すぐに試そう
私が紹介する記憶術は
一瞬でどんなことも
記憶することができます
一瞬で記憶できる
ようになる方法はないから、
どうすれば効率的に
記憶できるか考えた
ほうがいいよ
記憶に重要な
ワーキングメモリの性質から、
どう記憶していくといいか
考えてみよう！
何を考えれば
いいかな？

一瞬で記憶できるような奇跡的な記憶術は存在しません。脳の使い方や鍛え方をしっかりと学び、効率的な記憶術を身につけましょう。地道な道のりかもしれませんが、存在しない奇跡的な記憶術を探すより効率的です。

ワーキングメモリは前頭前野とかかわりが深く、ワーキングメモリが使われると前頭前野が活性化します。前頭前野は、慣れてうまくできるようになると鎮静化し、できそうでできない課題をするときに活性化する性質があります。また、ワーキングメモリには中央実行系と3つのバッファ（記憶領域）があります。次ページからは、それらについて詳しく解説していきます。

ワーキングメモリとかかわる前頭前野

ワーキングメモリには中央実行系と3つのバッファ（記憶領域）があります。

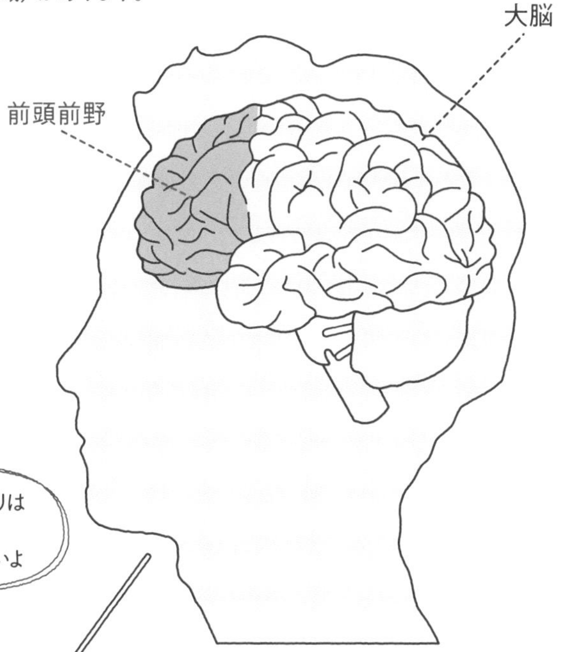
大脳
前頭前野

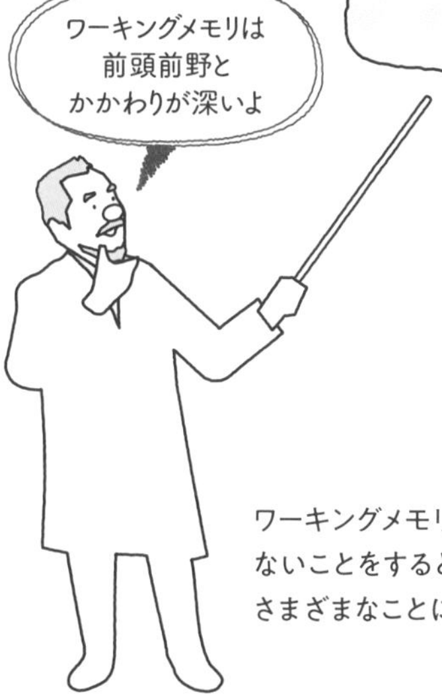
ワーキングメモリは
前頭前野と
かかわりが深いよ

ワーキングメモリとかかわりが深い前頭前野は、できそうでできないことをすると活動が活発になる性質があります。積極的にさまざまなことにチャレンジしてみましょう。

04 中央実行系の働きとは？

ワーキングメモリで中心的な役割を担っているのが中央実行系です。

必要な情報を一時的に記憶・処理する機能のことをワーキングメモリといいます。 私たちは会話をするとき、相手の言葉を頭のなかに一時的に記憶し、どう処理（返答）すればいいかを考えていますが、これはワーキングメモリの働きによってできることです。このワーキングメモリで司令塔的な役割を担っているのが**中央実行系**です。

ワーキングメモリの働き

ワーキングメモリは一時的に記憶したり、記憶の処理をしたりする機能のことです。ワーキングメモリの働きは机の整理と考えると理解しやすいかもしれません。

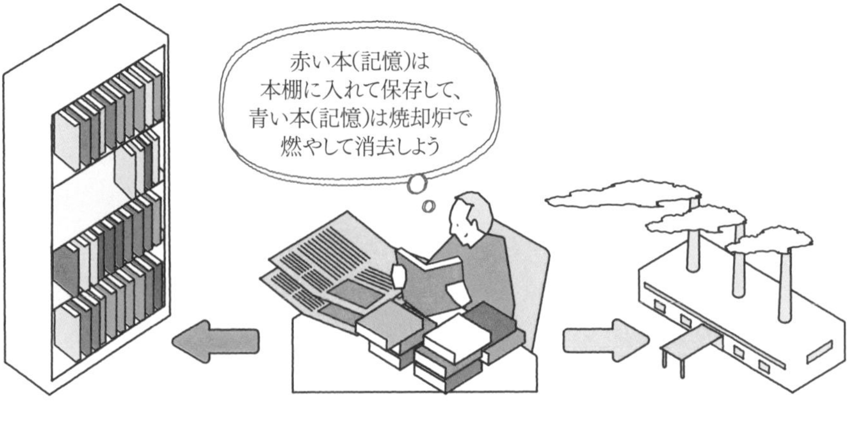
赤い本(記憶)は
本棚に入れて保存して、
青い本(記憶)は焼却炉で
燃やして消去しよう

中央実行系は記憶の保管や消去をするなど、ワーキングメモリの司令塔的な役割を担っています。

中央実行系の主な役割は「注意の制御」と「情報の処理」といわれています。
読書中に話しかけられたら、無視せずに読書を中断して会話をするでしょう。このとき、どこに注意を向けるのかの指令を出しているのが中央実行系です。また、ワーキングメモリは一時記憶の保管場所ですから、不要な記憶は削除していきます。この記憶の削除も中央実行系が行っています。

中央実行系の働き

中央実行系の主な働きは「注意の制御」と「情報の処理」のふたつです。

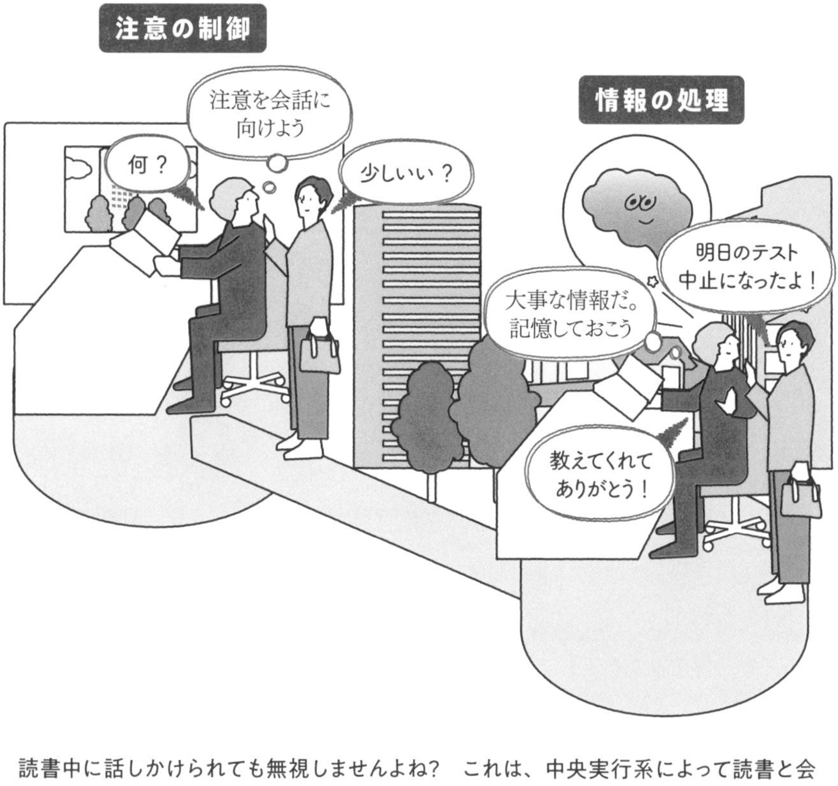
注意の制御
注意を会話に向けよう
何？
少しいい？
情報の処理
明日のテスト中止になったよ！
大事な情報だ。記憶しておこう
教えてくれてありがとう！

読書中に話しかけられても無視しませんよね？　これは、中央実行系によって読書と会話、どちらに注意を向けるべきかを制御しています。また、中央実行系は記憶の処理も行います。会話したあと、その内容を一言一句覚えていませんよね？　これも中央実行系の働きです。

KEY WORD → ☑ 視空間スケッチパッド

05 3つのバッファ ①視空間スケッチパッド

人の顔を覚えるのが苦手という人は、視空間スケッチパッドが弱い可能性があります。

ワーキングメモリの3つのバッファのそれぞれの名称は、**視空間スケッチパッド**、音韻メモリ、エピソードバッファです。3つのバッファは中央実行系によって統治されます。アラン・バダリーとグラハム・ヒッチは、**中央実行系と3つのバッファが相互に作用することで記憶されていくという説を提唱しました。**

中央実行系と3つのバッファの関係

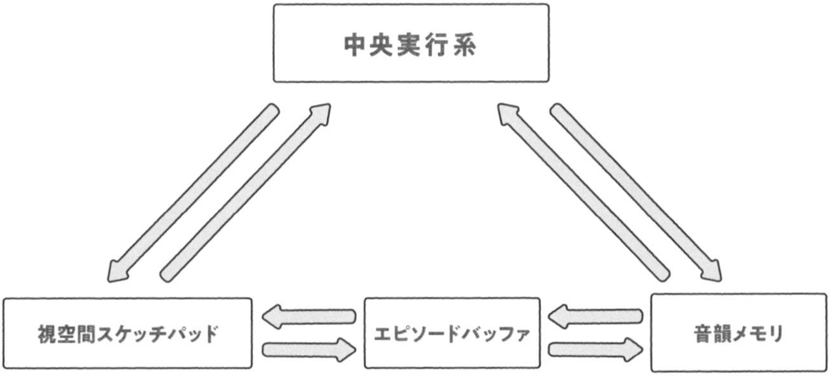
中央実行系
視空間スケッチパッド
エピソードバッファ
音韻メモリ

ワーキングメモリの3つのバッファとは、視空間スケッチパッド、音韻メモリ、エピソードバッファのことです。この3つのバッファと中央実行系が相互に作用することで記憶されていくと、アラン・バダリーとグラハム・ヒッチは考えました。

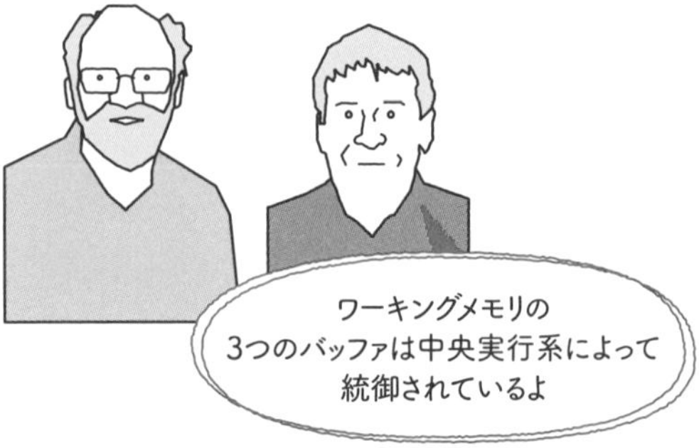
ワーキングメモリの
3つのバッファは中央実行系によって
統御されているよ

視空間スケッチパッドは、**視覚から得られるモノの色や大きさ、文字情報などを保存する短期記憶です**。視空間スケッチパッドが弱い人は、人の顔や風景などの目から得られる情報を覚えるのが苦手な傾向があります。心当たりがある人は、次のページでご紹介する２つ目のバッファを併用した記憶法を試してみましょう。

視空間スケッチパッド

視空間スケッチパッドは視覚から得られた情報を記憶する短期記憶です。

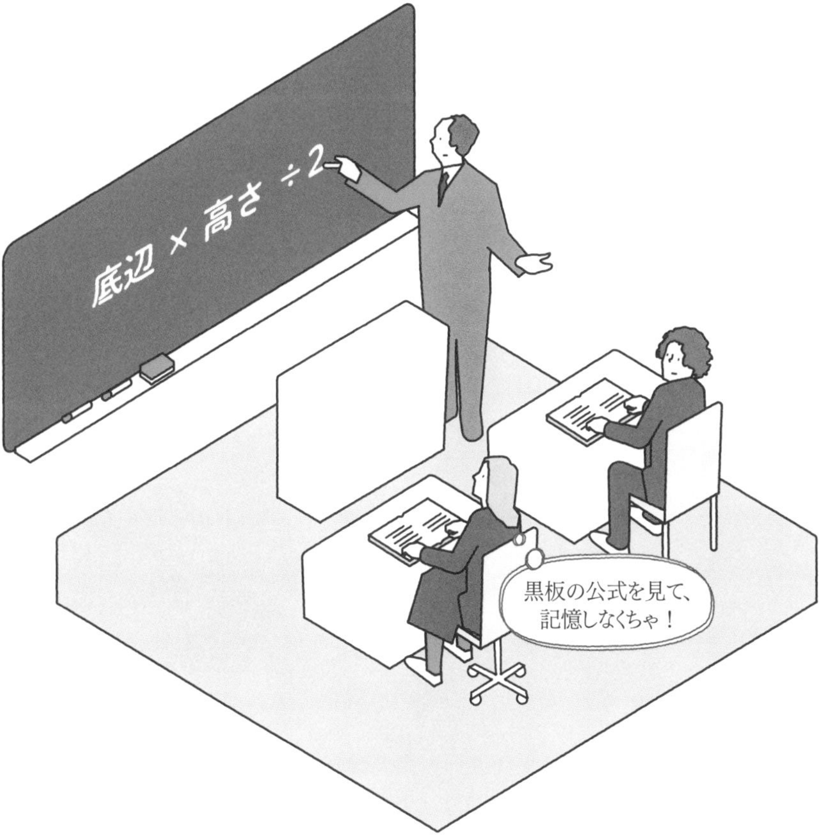

底辺 × 高さ ÷2
黒板の公式を見て、記憶しなくちゃ！

視空間スケッチパッドは視覚した、文字や色、モノの大きさ、空間などあらゆるものが含まれています。次のページで紹介する音韻メモリと併せて記憶することで記憶の効率はより高まります。

06 3つのバッファ ②音韻メモリ

音読は効果的な記憶法です。前ページで紹介した視覚による記憶と併せることでより効果が発揮されます。

2つ目のバッファは、**音韻メモリ**です。**言葉からイメージできる人もいるでしょうが、主に言葉の音の形式を記憶する機能を指しています**。これは、「音韻メモリ」「音韻メモリ」「音韻メモリ」……と、繰り返し復唱したり聞いたりすることで、音として記憶されます。前ページで紹介した視空間スケッチパッドを併用すると、より効率的に記憶することができます。

音韻メモリとは？

音韻メモリは音の形式を記憶する機能です。

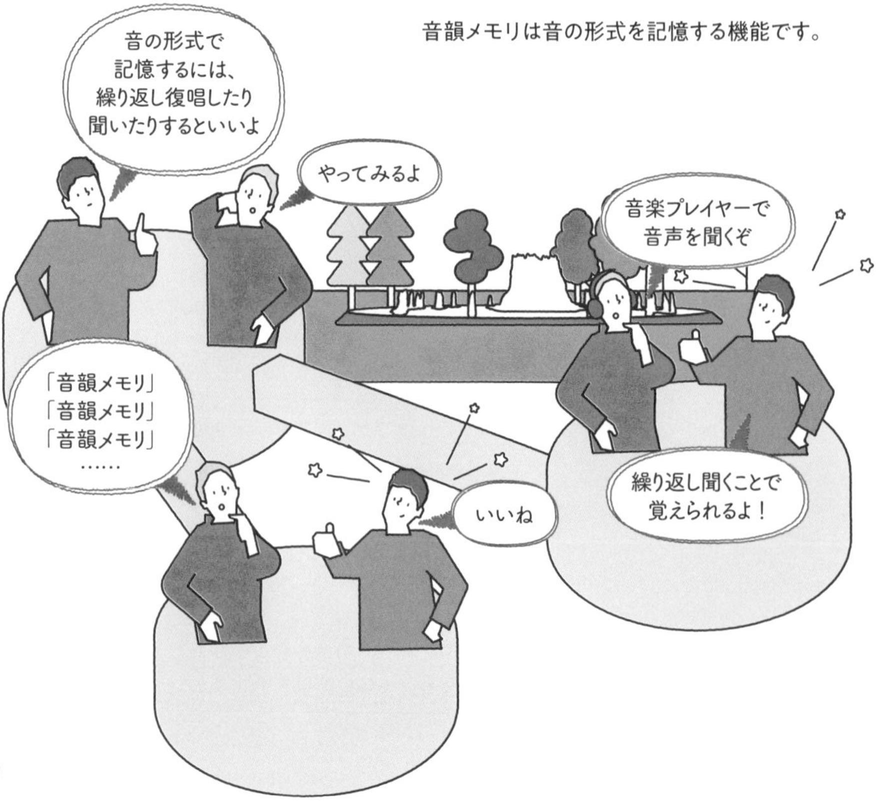
音の形式で記憶するには、繰り返し復唱したり聞いたりするといいよ
やってみるよ
音楽プレイヤーで音声を聞くぞ
「音韻メモリ」「音韻メモリ」「音韻メモリ」……
いいね
繰り返し聞くことで覚えられるよ！

音韻メモリと視空間スケッチパッドを併用した記憶法は簡単です。**何かを記憶したいときは、テキストを黙って読むのではなく、声に出しながら記憶するようにすればいいだけです**。一例としては、「音韻メモリ」「音韻メモリ」「音韻メモリ」……と繰り返し暗唱したり聞いたりするだけでなく、目に「音韻メモリ」と焼きつけながら暗唱したり聞いたりすればいいのです。

音読は優れた記憶術

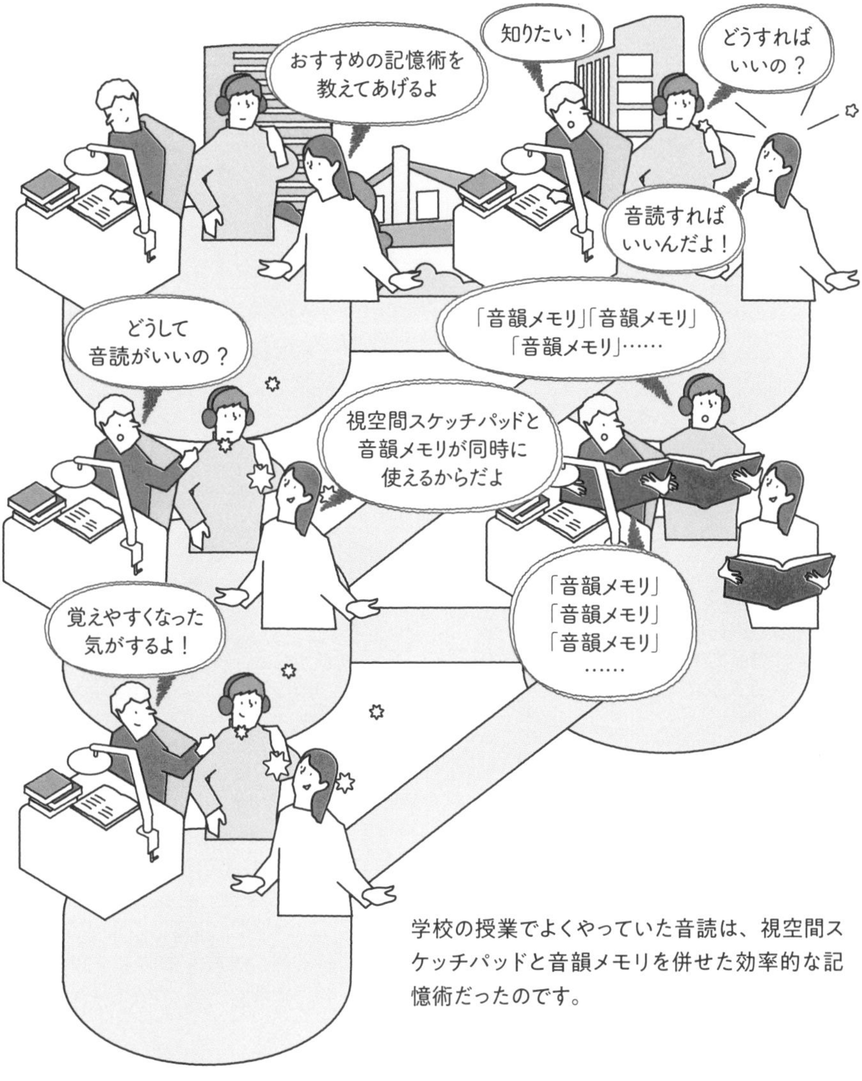
おすすめの記憶術を
教えてあげるよ
知りたい！
どうすれば
いいの？
音読すれば
いいんだよ！
どうして
音読がいいの？
「音韻メモリ」「音韻メモリ」
「音韻メモリ」……
視空間スケッチパッドと
音韻メモリが同時に
使えるからだよ
覚えやすくなった
気がするよ！
「音韻メモリ」
「音韻メモリ」
「音韻メモリ」
……

学校の授業でよくやっていた音読は、視空間スケッチパッドと音韻メモリを併せた効率的な記憶術だったのです。

07 3つのバッファ ③エピソードバッファ

現代の学校教育は、YouTubeやアプリでの動画学習を多用していますが、これは脳科学的に効率的な勉強法です。

最後のバッファは、**エピソードバッファ**です。このバッファは、ワーキングメモリの研究が進んだことで新たに提唱されたバッファです。エピソードバッファは、視空間スケッチパッドや音韻メモリからの記憶を統合し、時系列を持つエピソードとして記憶します。**私たちは、エピソードバッファの働きで、日常的な経験や出来事を持続的に理解、記憶できているのです。**

エピソードバッファ

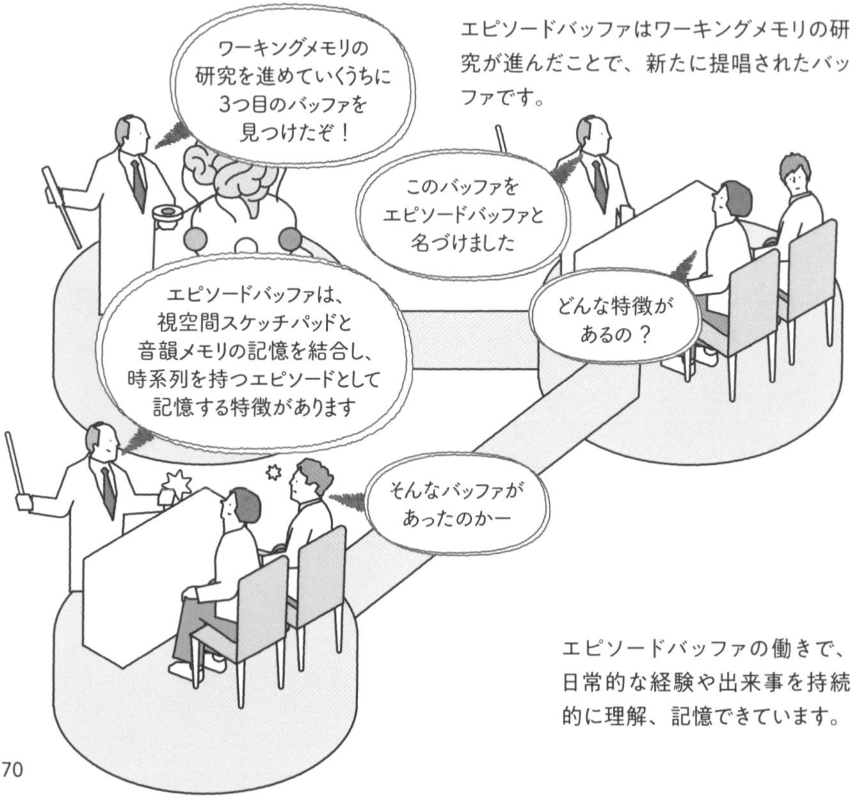

ワーキングメモリの研究を進めていくうちに3つ目のバッファを見つけたぞ！
このバッファをエピソードバッファと名づけました
エピソードバッファは、視空間スケッチパッドと音韻メモリの記憶を結合し、時系列を持つエピソードとして記憶する特徴があります
どんな特徴があるの？
そんなバッファがあったのかー

エピソードバッファはワーキングメモリの研究が進んだことで、新たに提唱されたバッファです。

エピソードバッファの働きで、日常的な経験や出来事を持続的に理解、記憶できています。

動画やアプリを使った学習って効果があるの？　と、侮ってはいけません。たとえば、動画教材を利用した学習は、映像を見ることで視空間スケッチパッドを、音声を聞くことで音韻メモリーを使えるだけでなく、動画の流れを記憶するエピソードバッファも使われて、より記憶しやすくなります。**記憶したいことがあるならば、動画教材や学習アプリを利用できないか調べてみましょう。**

動画学習は効果的な記憶術

子どもたちが動画やアプリの動画教材で勉強をしているのを見て、記憶できているのか？　と侮ってはいけません。なぜなら、動画で勉強することは３つのバッファを使った効率的な記憶術だからです。

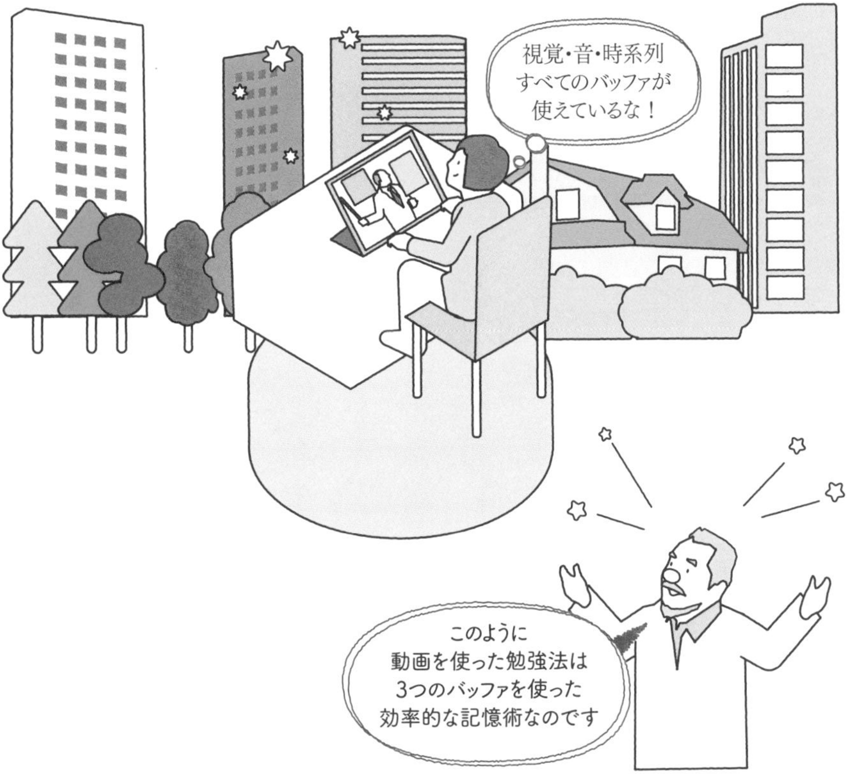

視覚・音・時系列
すべてのバッファが
使えているな！
このように
動画を使った勉強法は
3つのバッファを使った
効率的な記憶術なのです

記憶したいことがあるならば、動画教材やアプリがないか一度検索してみましょう。また、自分の行動を動画のようにイメージするとやる気にもつながります。

08 学習直後の行動で後々の再学習が楽になる

記憶は効率的に定着させたいものです。そのためには学習直後の行動が大切になります。

記憶を定着させるには**学習直後の行動**が大切です。外国語の文章を暗記するときは、ただ暗記するだけではもったいない。**暗記をしたあとは、テストをするなどして暗記したことを思い出す行動をしましょう**。暗記にたくさんの時間を使えば、そのときはたくさんのことを暗記できますが、2日後、1週間後には暗記したことを半分も覚えていない、という結果になりかねません。

学習直後の行動が大切

思い出す行動をしなかった場合

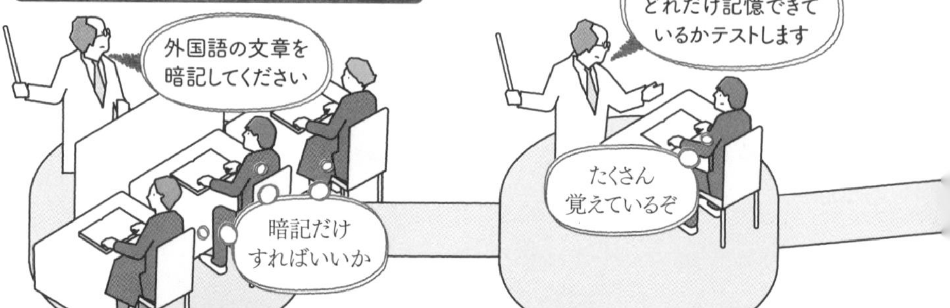
外国語の文章を暗記してください
暗記だけすればいいか
暗記した直後にどれだけ記憶できているかテストします
たくさん覚えているぞ

思い出す行動をした場合

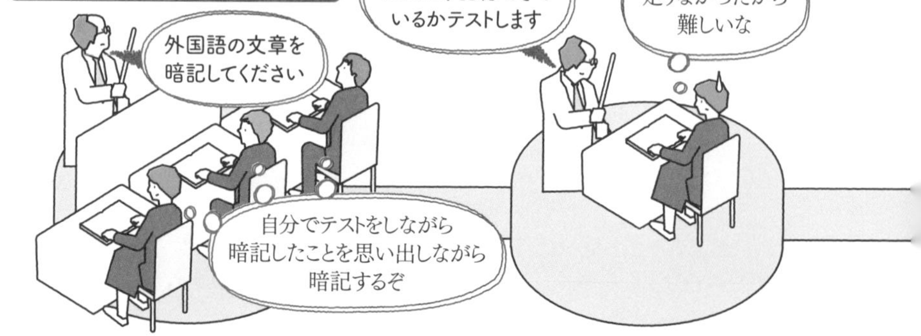
外国語の文章を暗記してください
自分でテストをしながら暗記したことを思い出しながら暗記するぞ
暗記した直後にどれだけ記憶できているかテストします
暗記時間が足りなかったから難しいな

暗記したことをテストしたり言葉にしたりして思い出すことでワーキングメモリが使われます。集中して暗記したあとにテストなどをするのは面倒に思うかもしれませんが、これをするかしないかでは記憶の定着率に大きな違いが生まれます。あとから思い出す手間を短縮するためにも、記憶したことを思い出したり使ったりしましょう。

記憶を定着させるために、テストなどをして思い出す行動をしましょう。ただ暗記するだけでは、1週間後には記憶したことの半分以上は忘れてしまいます。思い出す行動をすれば1週間後でも記憶したことの半分以上は覚えていられます。ですので、暗記したことを思い出したり使ったりする機会をつくりましょう。

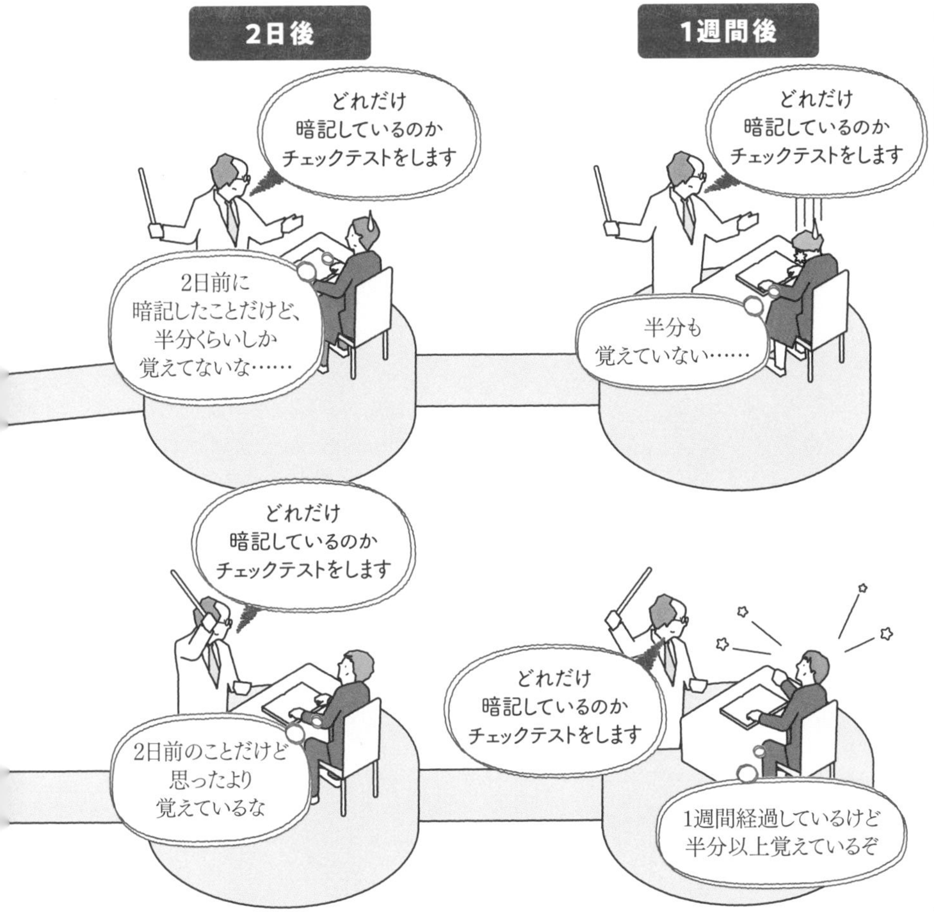

2日後
1週間後
どれだけ暗記しているのかチェックテストをします
2日前に暗記したことだけど、半分くらいしか覚えてないな……
どれだけ暗記しているのかチェックテストをします
半分も覚えていない……
どれだけ暗記しているのかチェックテストをします
2日前のことだけど思ったより覚えているな
どれだけ暗記しているのかチェックテストをします
1週間経過しているけど半分以上覚えているぞ

KEY WORD → ☑ DWM法

09 長期記憶が容易になるDWM法を活用しよう

再学習を毎日する必要はありません。大切なのは、そのタイミングです。

毎日、再学習をする必要はありません。むしろ再学習のタイミングは、徐々に長くしていったほうがいいのです。再学習のタイミングは、**DWM法**に基づいて行うとよいでしょう。DWMはDay（1日）、Week（1週間）、Month（1カ月）のこと。つまり、**記憶した直後（24時間以内）に1回目の復習を、1週間後に2回目の復習を、1カ月後に3回目の復習をするのがDWM法です。**

長期記憶が容易になるDWM法

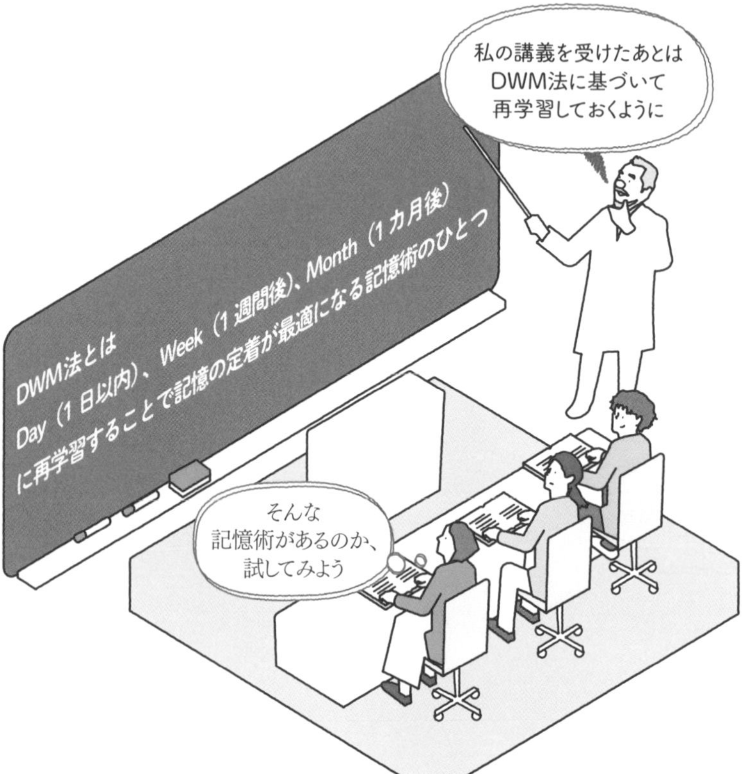
私の講義を受けたあとは
DWM法に基づいて
再学習しておくように
DWM法とは
Day（1日以内）、Week（1週間後）、Month（1カ月後）
に再学習することで記憶の定着が最適になる記憶術のひとつ
そんな
記憶術があるのか、
試してみよう

DWM法に基づいた再学習を行ったある報告では、1時間の講義を受けたあとの24時間以内に10分の復習をすると、記憶が講義直後の状態に取り戻せるようです。さらに、2回目の復習を1週間後にすると5分、3回目の復習を1カ月後にすると4分程度で記憶を取り戻せることも報告されました。このように、**DWM法を活用した再学習を行うと長期記憶が容易になります**。

DWM法の効果

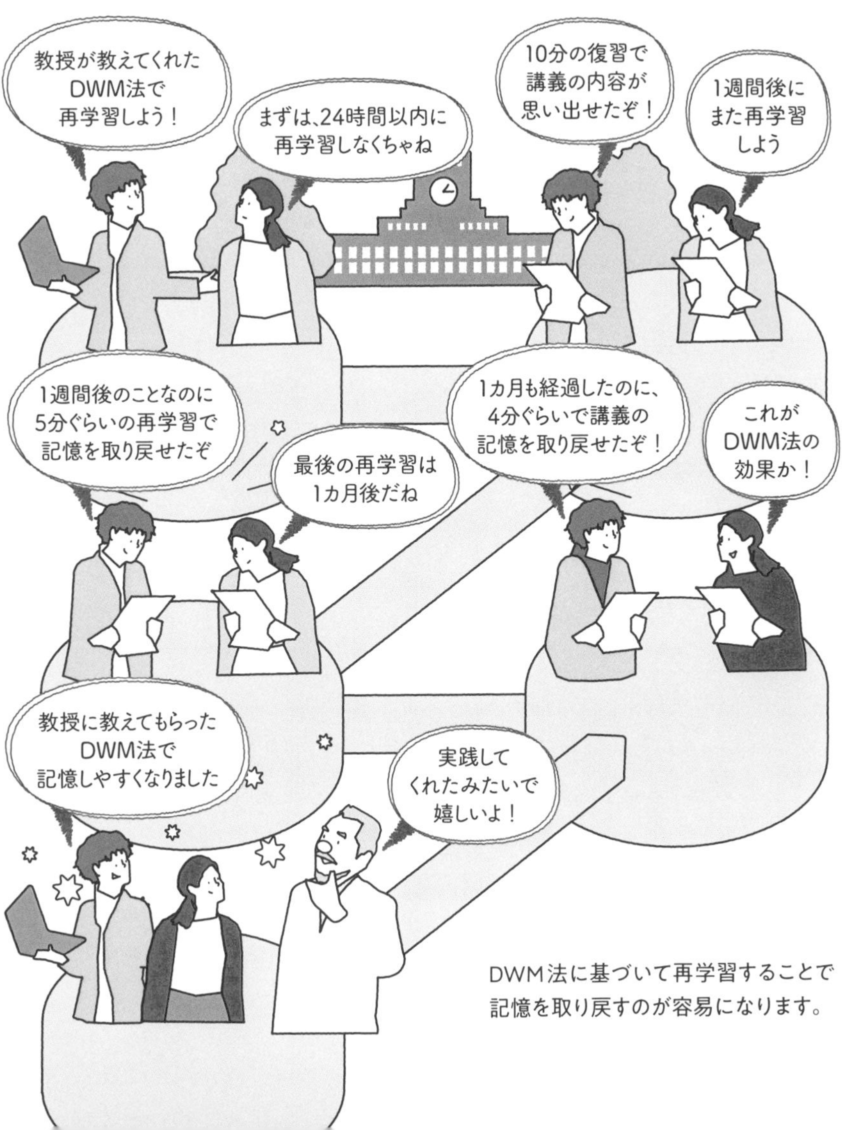
教授が教えてくれた
DWM法で
再学習しよう！
まずは、24時間以内に
再学習しなくちゃね
10分の復習で
講義の内容が
思い出せたぞ！
1週間後に
また再学習
しよう
1週間後のことなのに
5分ぐらいの再学習で
記憶を取り戻せたぞ
最後の再学習は
1カ月後だね
1カ月も経過したのに、
4分ぐらいで講義の
記憶を取り戻せたぞ！
これが
DWM法の
効果か！
教授に教えてもらった
DWM法で
記憶しやすくなりました
実践して
くれたみたいで
嬉しいよ！

DWM法に基づいて再学習することで
記憶を取り戻すのが容易になります。

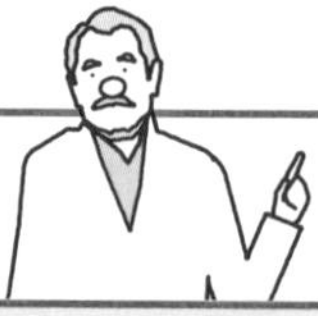

Column 03

未来の記憶って何？脳は未来の記憶も記憶できる？

「未来の記憶?、記憶は過去のものだろうが、何いってんの?」というふうに思うかもしれません。しかし、神経科学ではプロスペクティブメモリという概念があります。プロスペクト、展望的な記憶です。

たとえば、あなたは、自分や自分の周囲にこういうことが起きるだろうという予測をしたり、こうやっていこうという計画などを立てたりすることはありますよね。これらも立派な記憶のひとつです。

未来のことをいろいろと考えて、記憶してしまえば記憶になるわけです。未来についての記憶＝未来の記憶です。そしてこの記憶は、過去の記憶とは違って、いかようにもつくることができます。未来のことはまだ決定していませんからね。反対に、記憶として体験したことは変えられませんよね。よいことも悪いことも、懐かしんだり反省したりできても、記憶を塗り替えることはできません。

「過去の原因より未来の解決」と本文中でいったのは、過去の記憶を変えるより、未来についての記憶を変えるほうが簡単だからでもあります。

たとえば、あなたが寝ている間に奇跡が起きたとします。しかし、寝ている間の出来事なので、あなたは奇跡が起こったことには気づいていません。しかし、奇跡は起き、あなたの抱えている問題は解決してしまっています。翌朝、あなたはご自身のどんな行動やしぐさ、気持ちの持ちようから奇跡が起きたことに気付きますか？　朝から順に思い描いていきましょう。これも未来の記憶をつくる一手法です。

タイムマシーンに乗って不安や問題が解決しているであろう5年後に行きましょう。あなたはどんな様子ですか？　どんな一日を送っていますか？　過去のうまくいった自分や努力している自分などをイメージして記憶する。これも未来のつくり方のひとつといえます。

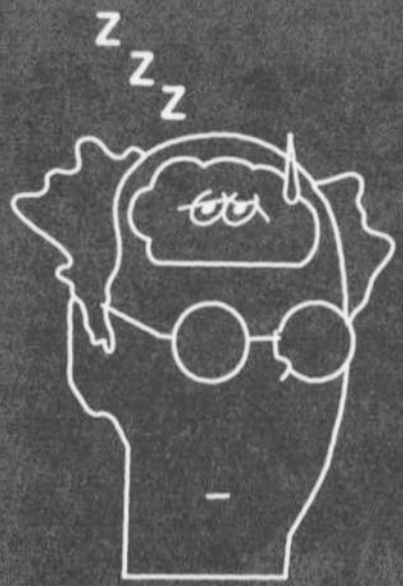

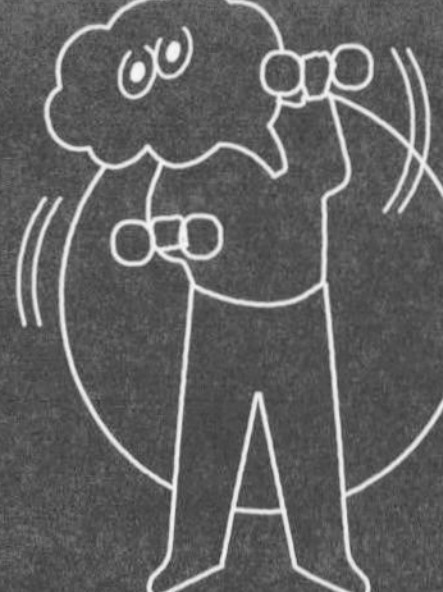

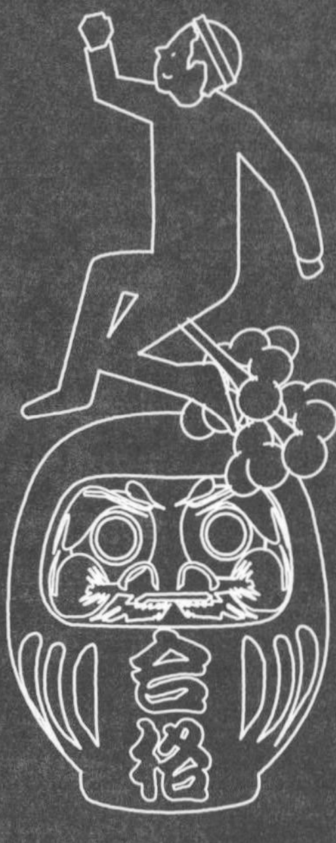

Chapter 4

NOUNOKITAEKATA
mirudake notes

生成AIが明らかにした思考や発想の正体

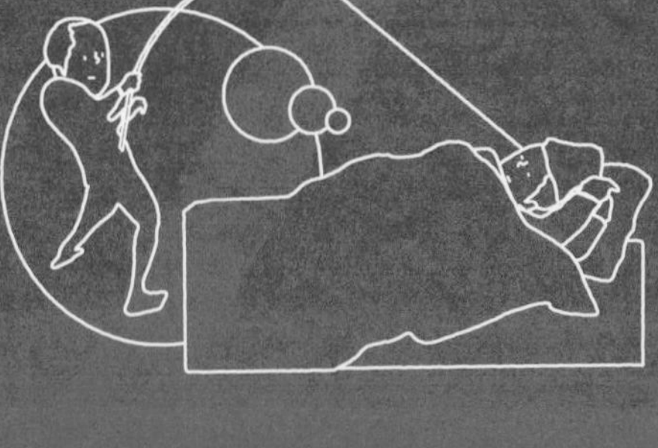

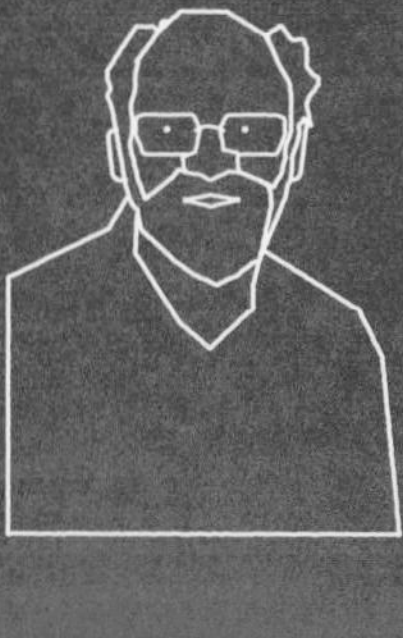

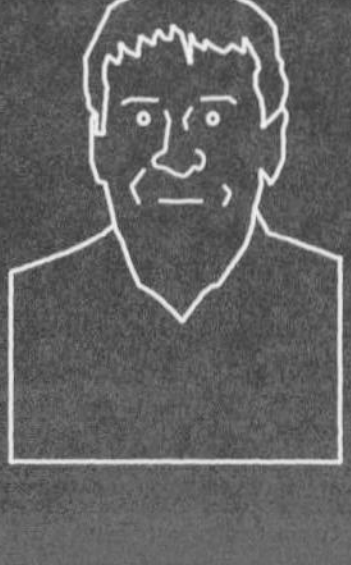

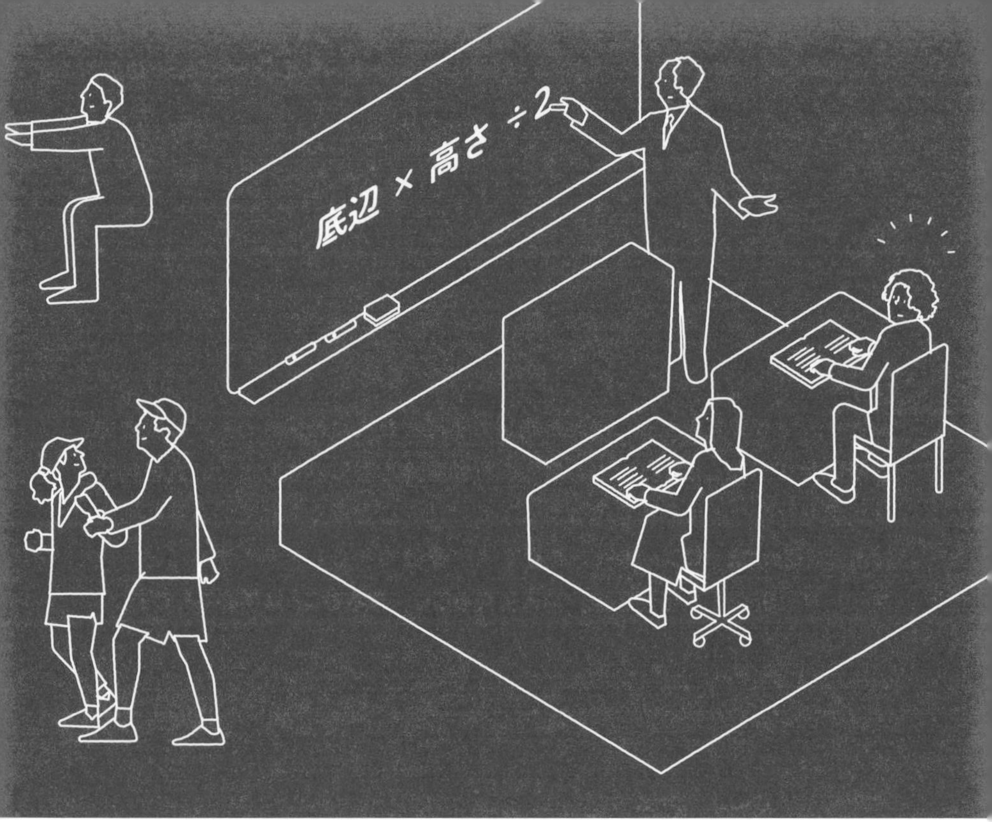

生成AIは次に続く言葉を予測しています。しかし、膨大に学習すれば、それで思考が生まれますし、発想らしきものも生まれてきます。本Chapterでは、発想力らしきものを磨くために役立つと推察されている知識や方法などをご紹介します。

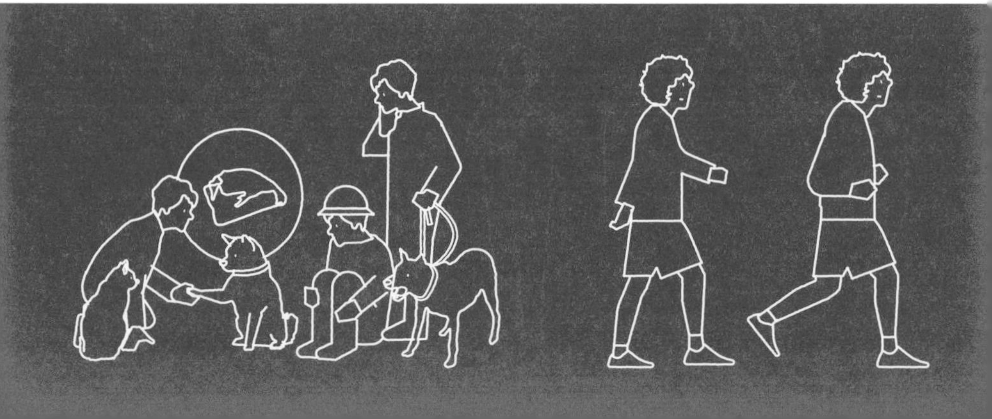

01 憧れの人の行動や思考をマネしてみよう

他人をマネることでその人の思考や行動のパターンが学習できます。また、その背景にある感性も学習できます。

身近な人でも著名人でも、優れた発想力を持った人には憧れたり、尊敬の念を持ったりするでしょう。そんな人の行動をマネしてみましょう。人の脳には相手の行動やその意図を理解する手助けになると考えられている神経細胞である**ミラーニューロン**があり、身近な人、尊敬できる人をマネするほどこのニューロン群が活性化します。**他人を見ること、マネることは学ぶことです**。

尊敬する人のいいところを探してみよう

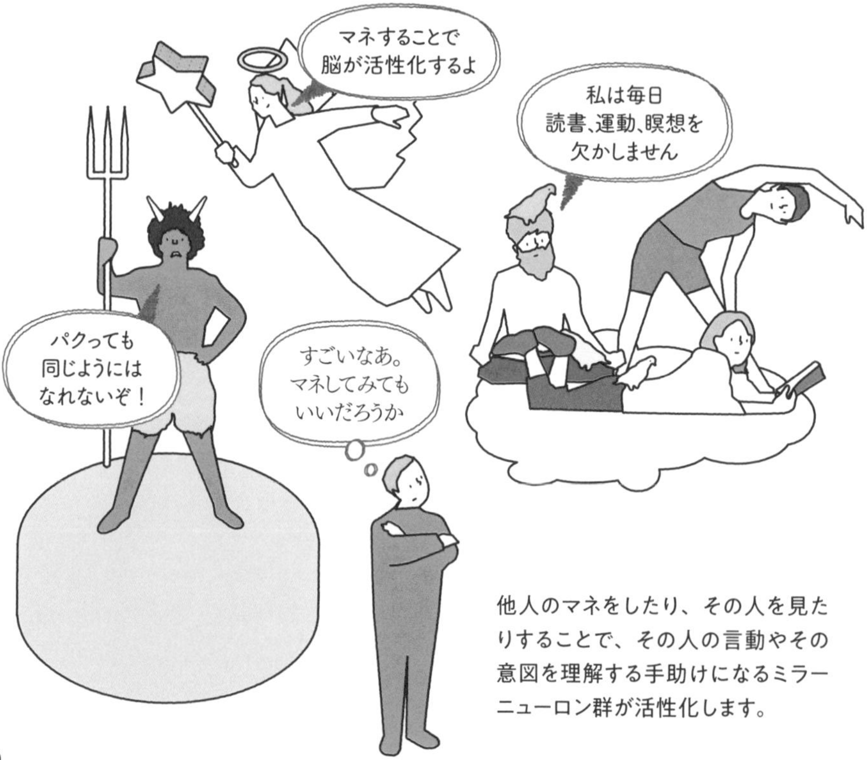
マネすることで
脳が活性化するよ
私は毎日
読書、運動、瞑想を
欠かしません
パクっても
同じようには
なれないぞ！
すごいなあ。
マネしてみても
いいだろうか

他人のマネをしたり、その人を見たりすることで、その人の言動やその意図を理解する手助けになるミラーニューロン群が活性化します。

憧れる人のマネしたい言動を３つほど選んでみてください。そして、その行動を１週間ほどマネし続けてみましょう。**マネしていくうちに、あなたから見た憧れの人のニューラルネットワークが構築されていきます**。それは、憧れの人と同じである必要はなく、むしろ憧れの人のニューラルネットワークを超えていきます。

マネると勝手に超えていく

憧れ、尊敬できる人がいるなら、その人の行動、しぐさ、伝えられる考え方、言葉などを、丸ごとマネしよう。そうすることで、あなたのなかに、理想化したニューラルネットワークができ上がっていき、往々にしてそのネットワークは本人を超えていきます。

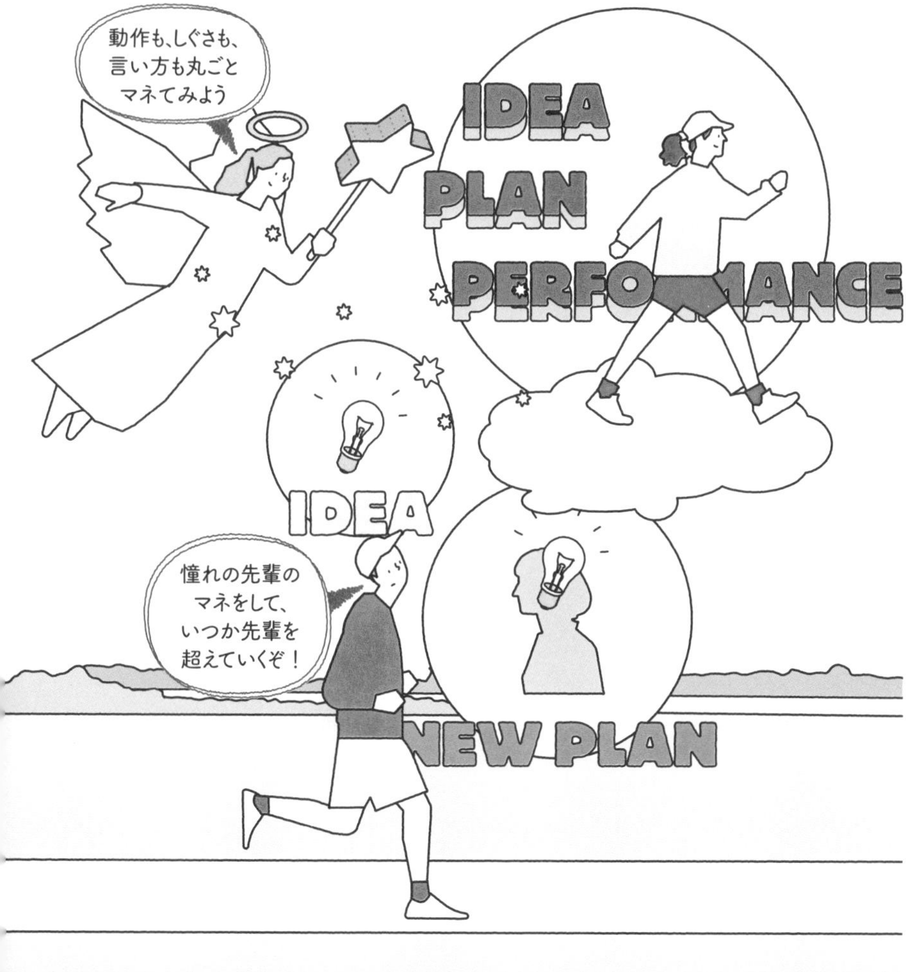

動作も、しぐさも、言い方も丸ごとマネてみよう
IDEA
PLAN
PERFO ANCE
IDEA
憧れの先輩のマネをして、いつか先輩を超えていくぞ！
NEW PLAN

02 ホメられるとやる気が増していく

ホメられるとやる気が増します。他人にホメられなくても、自分で自分をホメることでもやる気は出ます。

脳部位の**線条体**は、行動と快感を結びつけるやる気の中枢です。ホメることを繰り返すと線条体は「あ、これしたらホメられる」と、予測的に活性化するようになります。線条体の活性化がやる気の正体です。ホメられたり、いいことが起きたりするとやる気が増していきます。近くにホメてくれる人がいないときは、自分で自分をホメましょう。

やる気を引き出すコツはホメること

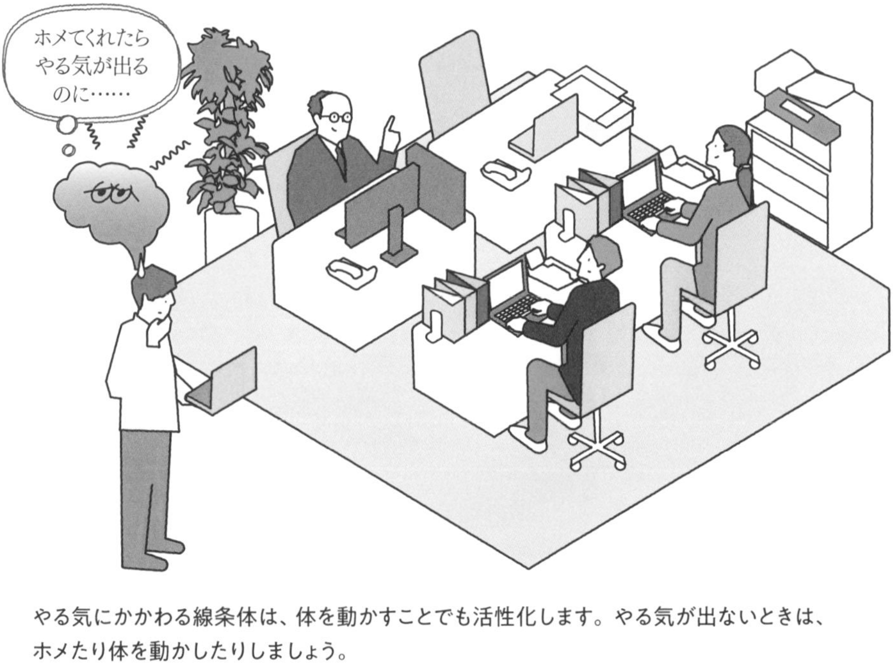
ホメてくれたら
やる気が出る
のに……

やる気にかかわる線条体は、体を動かすことでも活性化します。やる気が出ないときは、ホメたり体を動かしたりしましょう。

一人より二人、生成AIなどの機械や自分でもいいので、たくさん脳をホメるようにしましょう。とくに、**あきらめずに頑張った、人の何倍も勉強したなどの努力した点をホメるようにするのがおすすめです**。反対に、素質や能力をホメるのはやめておきましょう。これらをホメられてもやる気につながりません。

脳のためにホメよう、ホメられよう

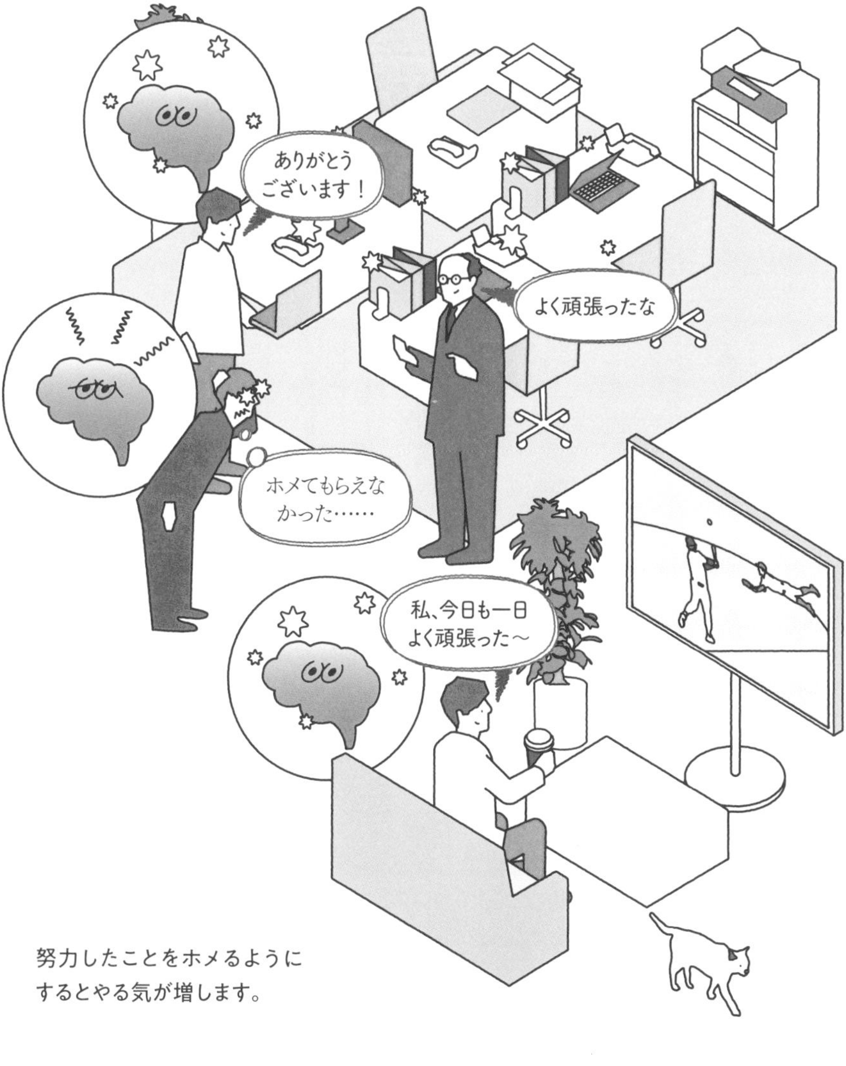
ありがとう
ございます！
よく頑張ったな
ホメてもらえな
かった……
私、今日も一日
よく頑張った～

努力したことをホメるようにするとやる気が増します。

KEY WORD → ☑ デフォルト・モード・ネットワーク

03 いいアイデアはつながりから生まれる

「何かアイデアを出さなくては」と焦るほど、何も思い浮かばないもの。そんなときは、ぼんやりしてみましょう。

日中、机に向かって頭を悩ませても何も思い浮かばなかったのに、夜になってお風呂でボーッとしていたらいいアイデアが思いつくということがあります。これは、ひらめく力に「**デフォルト・モード・ネットワーク**」という神経活動が関係しているから。**アイデアや想像力などのひらめきとかかわっている神経活動で、頭がフル回転していないときに活性化することがわかっています。**

ひらめきが起こりやすい行動

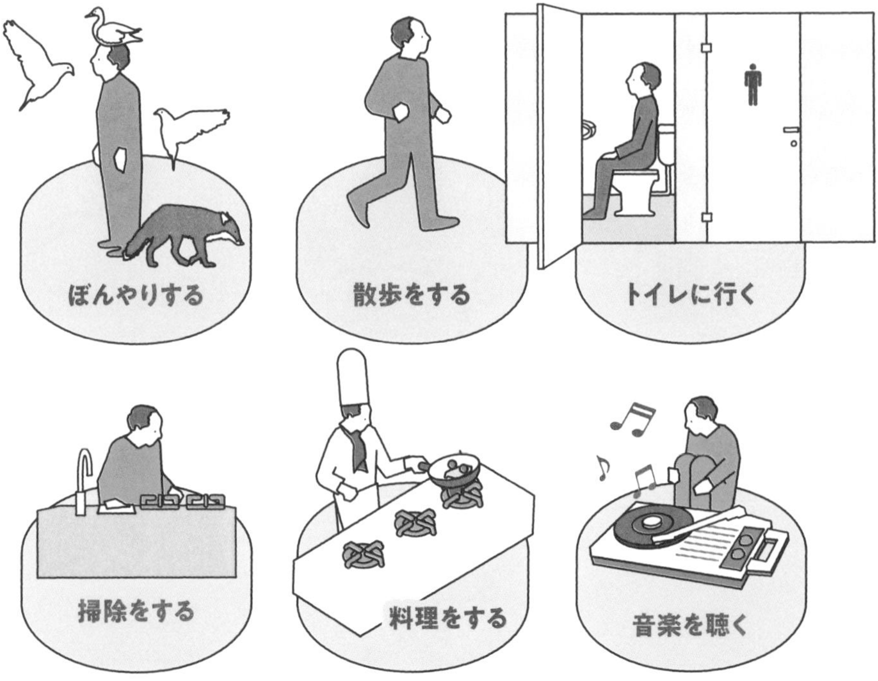

デフォルト・モード・ネットワークに入ると、脳がさまざまな体験や記憶を物語としてつくり直すので、思わぬひらめきが起こりやすいです。また、うつらうつらとまどろんで脳波がゆるくなったあとも、パッとひらめきやすい瞬間。もし、仕事中にアイデアが浮かばず煮詰まってしまったら、潔く休憩や昼寝をするなどしてひらめき脳へ導いてあげるといいかもしれません。

エジソンのひらめきの秘密

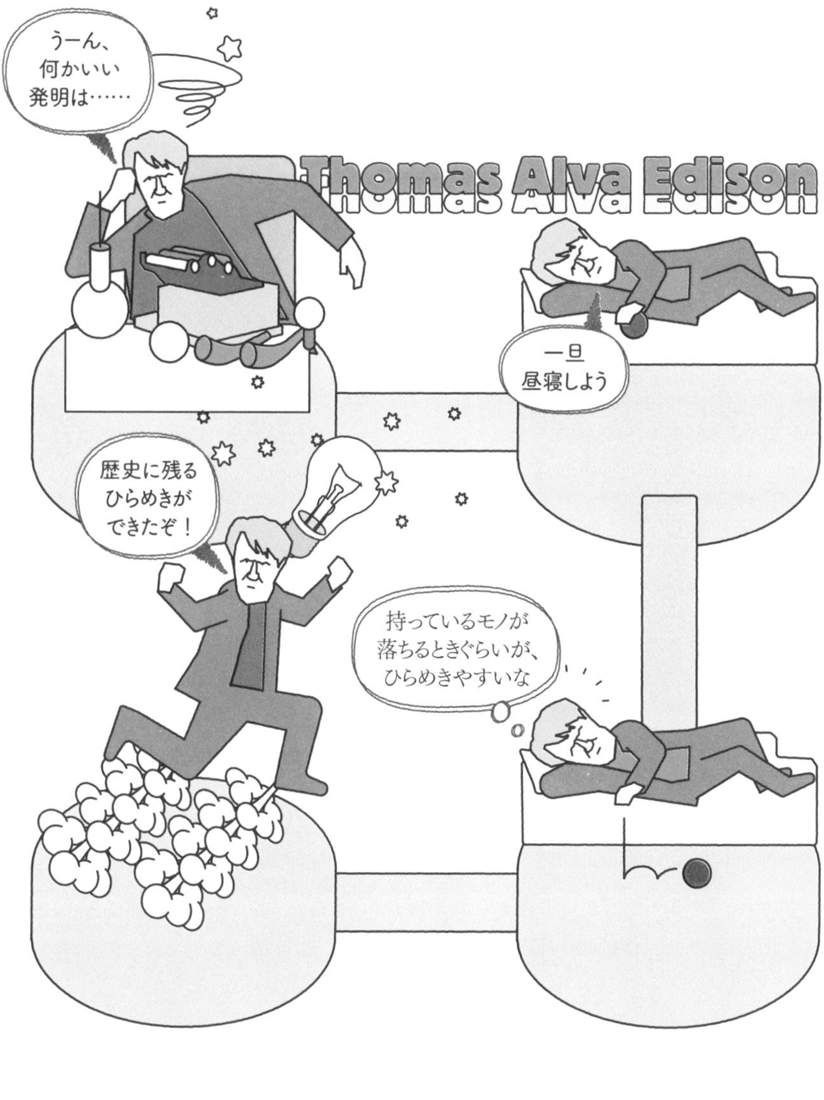
Thomas Alva Edison
うーん、何かいい発明は……
一旦昼寝しよう
持っているモノが落ちるときぐらいが、ひらめきやすいな
歴史に残るひらめきができたぞ！

04 考えるのをやめて ぼんやりしてみる

考えても考えても何もひらめかないときは、考えるネットワークだけではひらめかないということです。

考えてもいいアイデアが思い浮かばないときは、考えるのを一度やめてみましょう。考えるのをやめて、**ぼんやり**とすることでデフォルト・モード・ネットワークが働きます。デフォルト・モード・ネットワークを働かせると、無関係と思えた体験や情報が思わぬつながりを生むことがあります。**散歩、ぼんやり、お風呂など、マインドワンダリングがひらめきにつながります**。

つながりがいずれひらめきを生む

いいアイデアが出ないときは、考えるのを一度やめてぼんやりしましょう。デフォルト・モード・ネットワークが働き、いいアイデアが生まれるかもしれません。

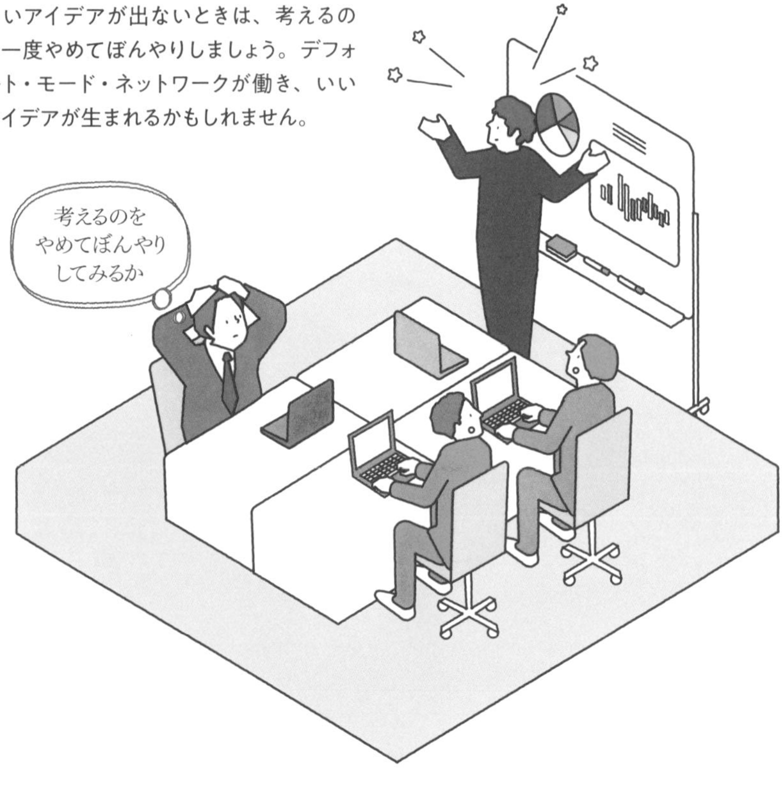
考えるのを
やめてぼんやり
してみるか

しかし、これはひとつの脳の話です。今や脳はITやAIを通してたくさんの脳とつながっています。**目的と情報があれば、いずれどこかで確率的にひらめきが生まれます**。「自分」にこだわるだけ損です。それでも、いいアイデアが思い浮かばなければ、問題点や課題を整理しましょう。問題点や課題を正しく理解することもときには必要です。

目的と情報収集、人集めがひらめきのコツ

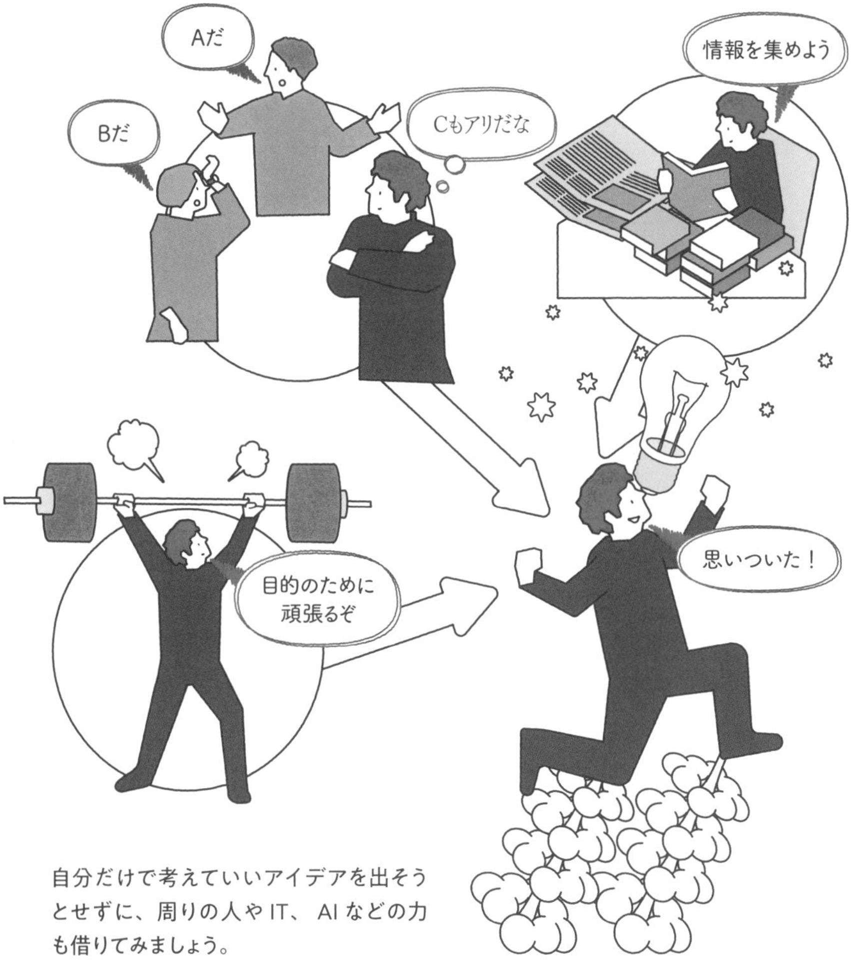
Aだ
Bだ
Cもアリだな
情報を集めよう
目的のために
頑張るぞ
思いついた！

自分だけで考えていいアイデアを出そうとせずに、周りの人やIT、AIなどの力も借りてみましょう。

KEY WORD → ☑ 客観視

05 客観視することで発想が生まれやすくなる

考えを書き出したり図解したりして客観視することで、発想が生まれやすくなります。

前ページまでの方法でよいアイデアが出ない場合は、**考えや問題などを書き出したり図解したりしてみましょう**。書き出すことで、考えや問題を**客観視**することができアイデアが浮かんでくるかもしれません。頭のなかの考えをなどを書き出すことでワーキングメモリの容量に空きができ、そのスペースにアイデアが飛び込んでくるかもしれません。

手書きはパソコンよりも脳が鍛えられる

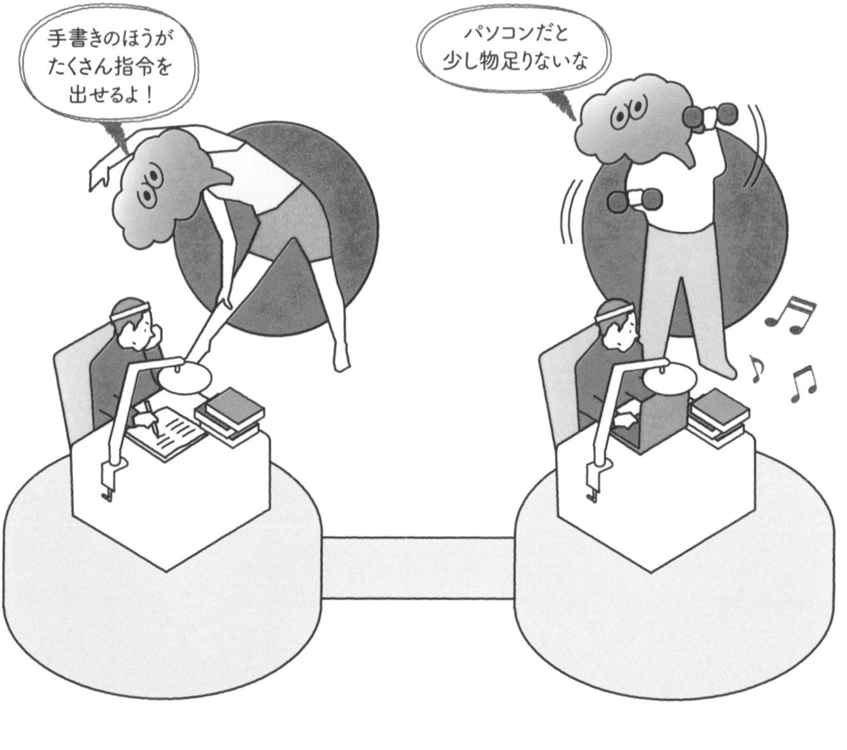

手書きのほうがたくさん指令を出せるよ！
パソコンだと少し物足りないな

手書きをすると、漢字やひらがな、アルファベットなどの文字を使い分けたり、筆圧の強弱をつけたりする必要があります。その指令を出すのは脳です。指令を出すことで、脳は活性化してアイデアが生まれる可能性が高まります。ですので、**時間があるときは手書きをしましょう**。日記を手書きにすると、毎日の習慣になるのでおすすめです。

手書きは脳にとってプラス

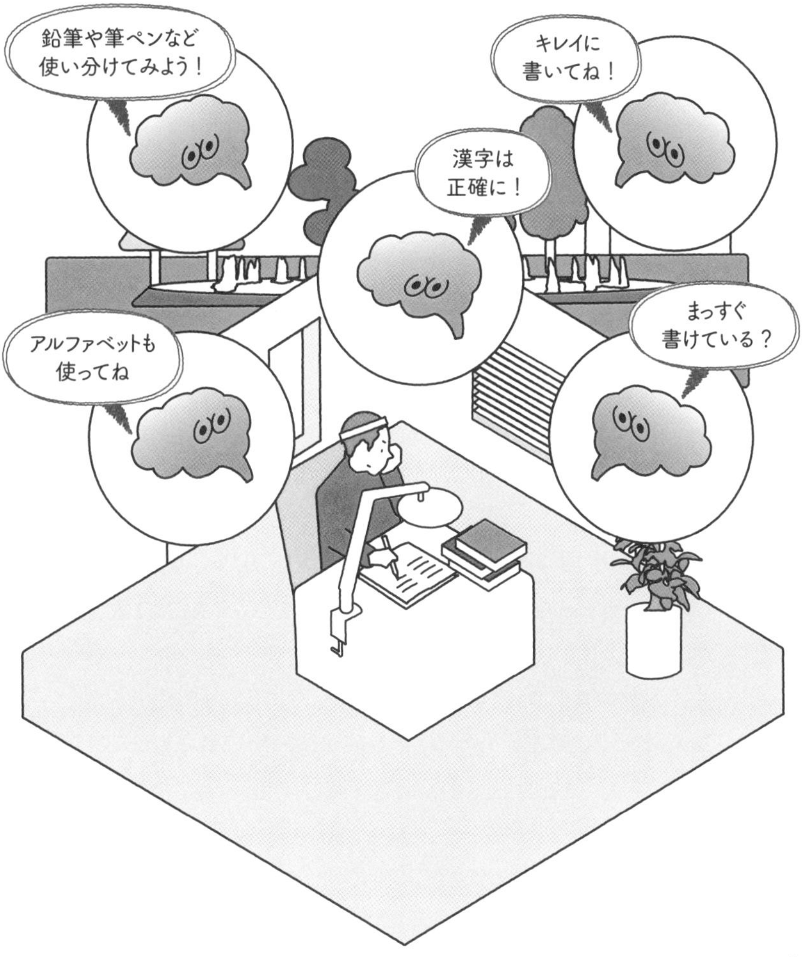
鉛筆や筆ペンなど
使い分けてみよう！
キレイに
書いてね！
漢字は
正確に！
アルファベットも
使ってね
まっすぐ
書けている？

手書きをすると、手を動かす、筆圧や字形に配慮するなど、さまざまな指示が脳から出ます。指示を出すことで脳は活性化して、よいアイデアが生まれる可能性があります。

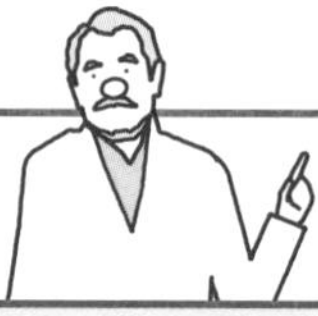

Column 04

一夜漬けは非合理な勉強法？

学生だけでなく、社会人にとっても勉強は難敵。前日の一夜漬けで試験を乗り切ったという人も多いでしょうが、一夜漬けで覚えた知識は時間が経てばキレイに忘れてしまいます。

一夜漬け、最大の問題点は夜をまたいでいない点です。またげてもせいぜい一晩ではないでしょうか?

記憶の定着は睡眠中、とくに深い眠りのノンレム睡眠中に起きています。なので、夜を何回かまたぐほうが記憶は定着しやすいのです。

この睡眠中に記憶することの効果を高めるひとつの方法は、ホメられることです。もう10年も前から、ホメられただけでオフライン学習（勉強していないときに進む学習）が進むことが知られています。しかも、一人より二人、機械からでもいいので多方面からホメられるほうがよろしいようです。機械にホメられるだけで効果があるなんて驚きですよね。最近の生成AIの発達はすごいですから、最新の技術を使ってたくさん自分をホメてあげましょう。

もし、あなたが周囲の人からあまりホメてもらえないようなら、自分で自分をホメましょう。自分が努力したり頑張ったりしたことをホメるのがおすすめです。

私たちは、「ベタ褒めシャワー」というのをつくりました。いろんな職種の方にどうホメてほしいかアンケートをしました。さらに、その人の性格も考慮してホメ言葉がシャワーのように、視覚的・音響的に現れるブースです。

スマホとかを使えば、ご自身用のホメシャワーがつくれますから、つくってみたらいかがでしょう。

ホメてホメてホメまくる。これは、一夜漬けよりも効率的な勉強法といえます。非効率な勉強法から脱却し、効率的に勉強しましょう。

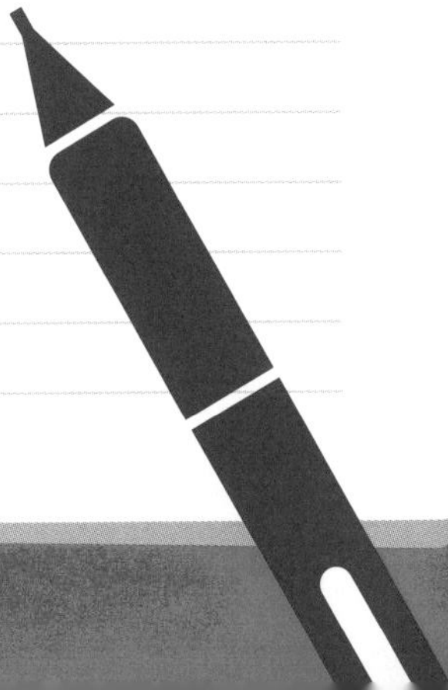

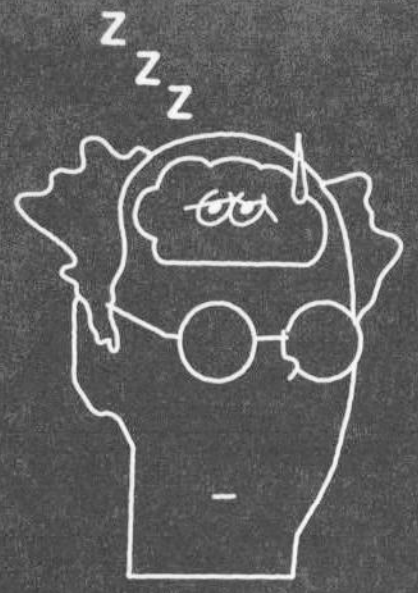
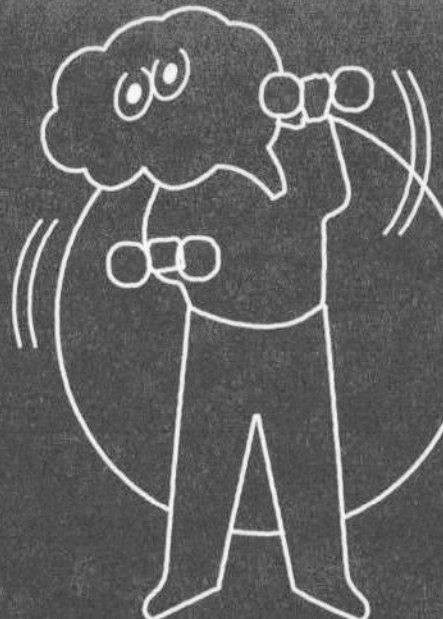
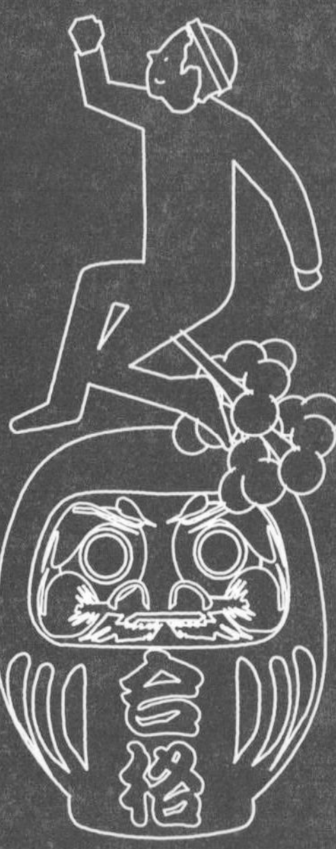

Chapter 5

NOUNOKITAEKATA
mirudake notes

頭の働きを守る生活習慣

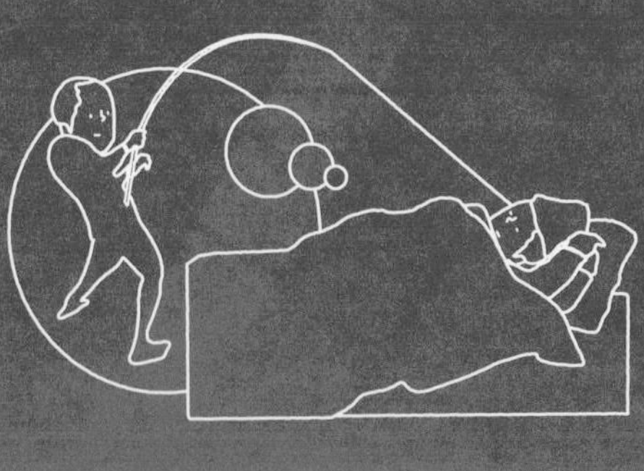
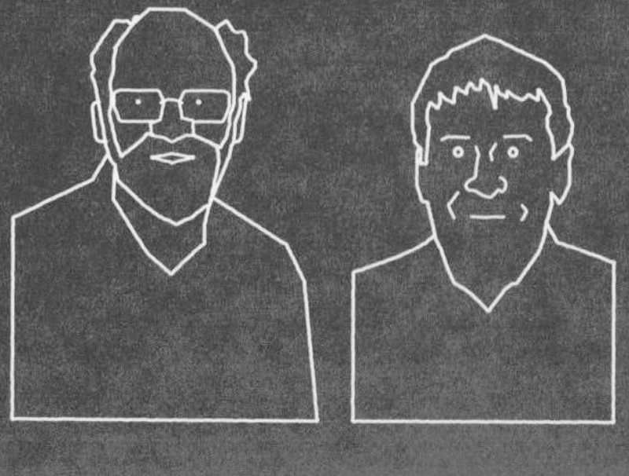

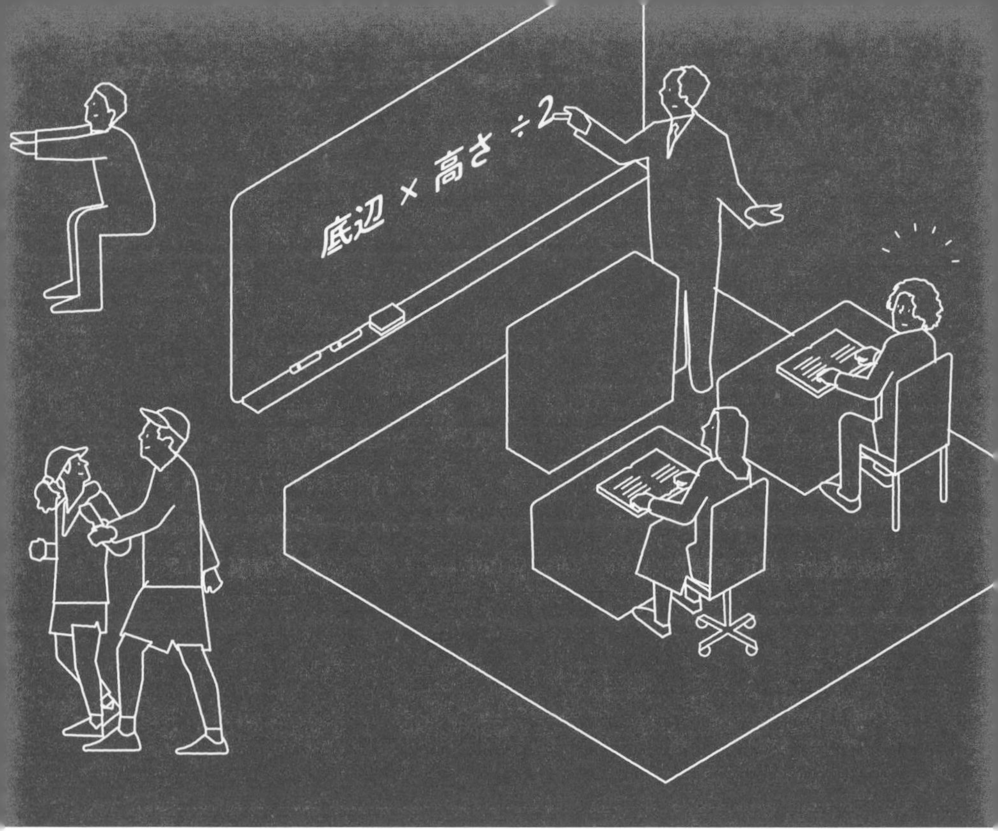

脳も体の一部です。 健康な脳は健康な体に支えられます。 良質な食事や睡眠など、 日々の生活習慣が大切です。 本Chapterでは、 脳によいとされるさまざまな習慣をご紹介しますので、 実生活でチャレンジしましょう。

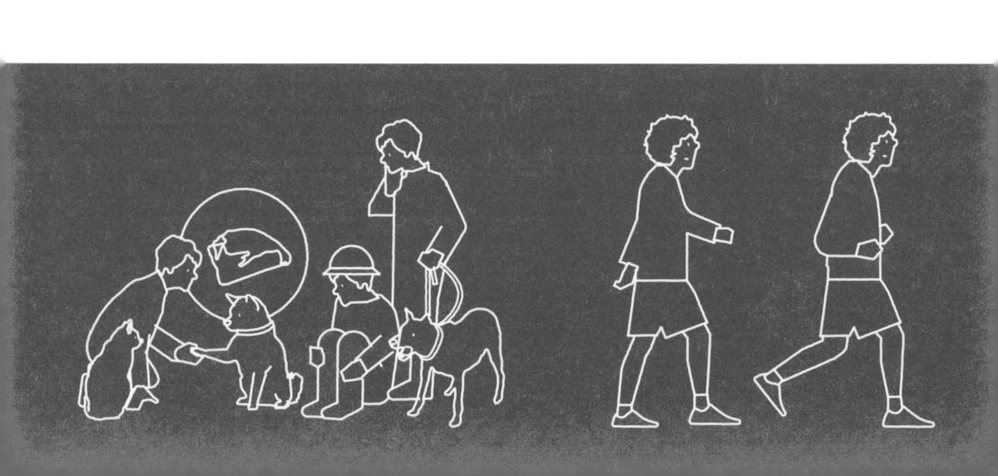

01 体から脳を元気にする方法

頭の働きを守るためには運動やバランスがよい食事などの健康的な生活習慣が大切です。これはWHOもすすめています。

脳をはじめ、体の健康を守るために、健康的な生活習慣を心がけましょう。古典的な話ですが、世界で広く知られている「**ブレスローの7つの健康習慣**」は脳を守る大事な生活習慣になります。**ブレスローの7つの健康習慣は定期的な運動や適正な体重の維持など、実行するのが難しい生活習慣ではありません**。一度、生活習慣を見直してみましょう。

健康的な生活習慣が脳を活性化する

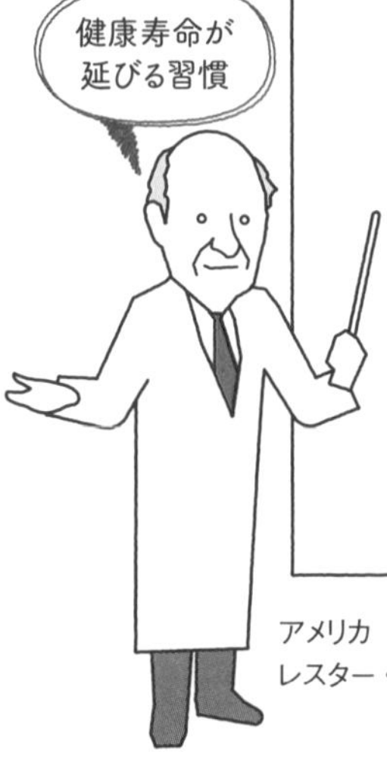

ブレスローの7つの健康習慣

1. タバコを吸わない
2. 定期的に運動をする
3. 飲酒は適量を守る
4. 1日7～8時間の睡眠をとる
5. 適正体重を維持する
6. 毎日朝食を食べる
7. 間食はしない

アメリカ
レスター・ブレスロー博士

あてはまる項目が多いほど寿命が長いといわれています。

健康的な生活を送るうえで食事はとても重要になります。体をつくる：たんぱく質、体を動かす：炭水化物と脂質、体の調子を整える：無機質（ミネラル）とビタミンなど保健の授業で教えてもらったであろう**5大栄養素をバランスよく摂るのが大切です**。とくに魚や野菜を多くとることが、認知機能の低下予防に役立ちます。

5大栄養素一覧表

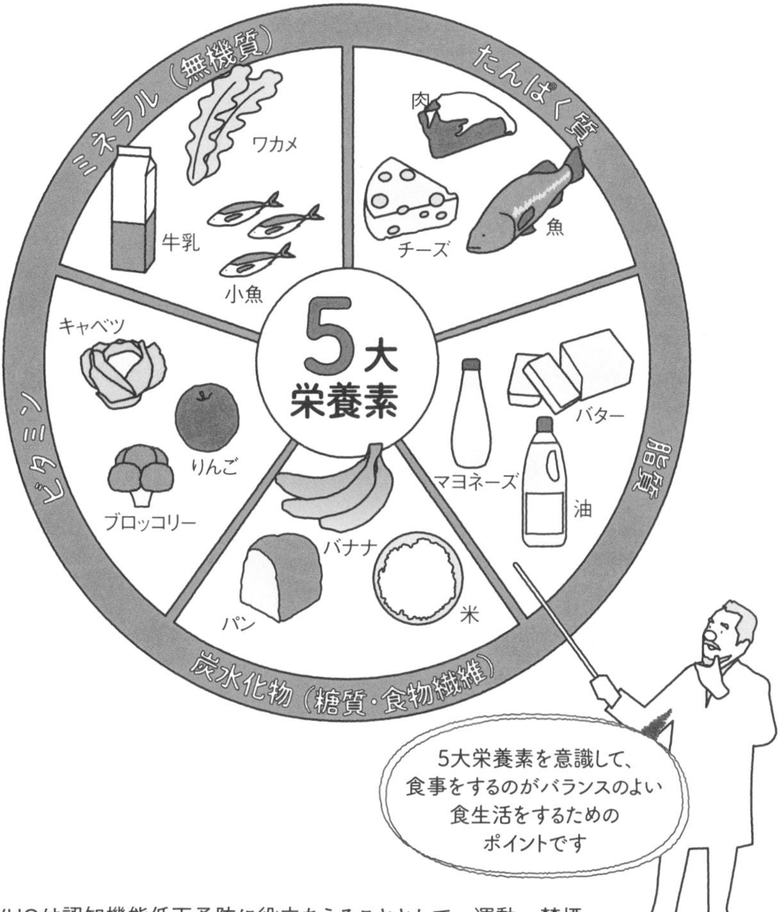

WHOは認知機能低下予防に役立ちうることとして、運動、禁煙、健康でバランスの取れた食事、危険な飲酒への介入、認知的トレーニング、過体重・高血圧・高脂血・高血糖への介入をあげています。

02 食事をする タイミングも大切

サプリメントは手軽に足りない栄養素を摂取でき便利ですが、極力食品から栄養を摂取することを心がけましょう。

サプリメントで栄養を摂ればお手軽かと思うかもしれませんが、待ってください。WHOのガイドラインでは、認知機能低下や認知症のリスクを予防するのを目的にサプリメントでビタミンB、ビタミンE、多価不飽和脂肪酸などの栄養素を摂ることは推奨されていません。**安易にサプリメントに頼らずに、食品から栄養を摂取してください。**

栄養は食品から摂取する

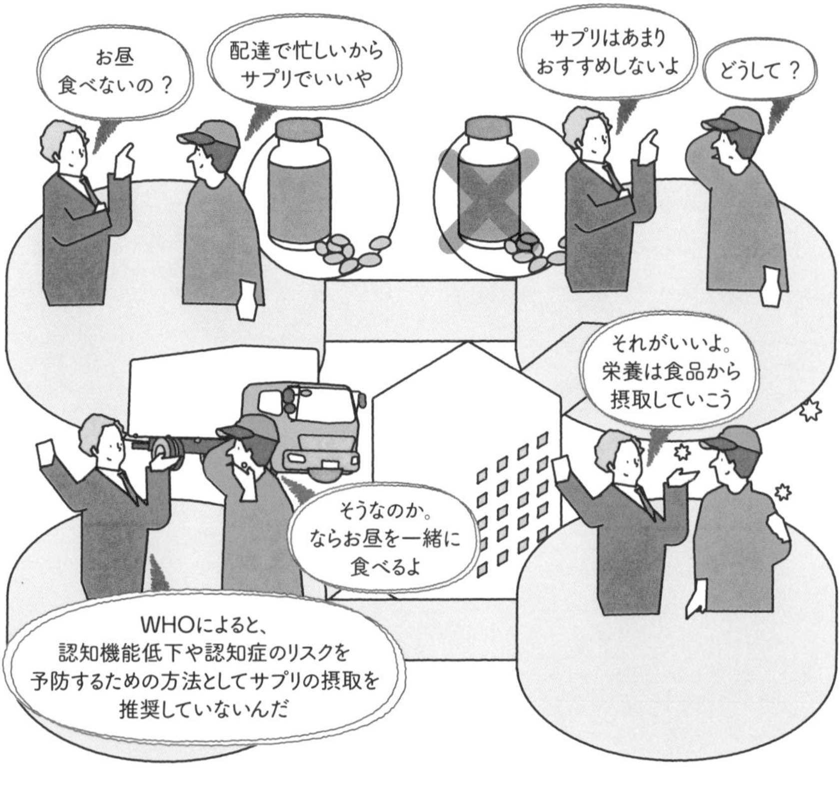
お昼
食べないの？
配達で忙しいから
サプリでいいや
サプリはあまり
おすすめしないよ
どうして？
それがいいよ。
栄養は食品から
摂取していこう
そうなのか。
ならお昼を一緒に
食べるよ
WHOによると、
認知機能低下や認知症のリスクを
予防するための方法としてサプリの摂取を
推奨していないんだ

食事と食事の間隔も重要です。夕食（その日最後に食べた時間）から朝食の間隔が長い（12時間以上）人は短い人に比べ、腹部肥満の有病率が1.15倍高いというデータがあります。また、朝食から昼食の間隔が長く、夕食までの間隔が短い人は空腹時血糖値が高くなる傾向があります。**このように食事はバランスのよい栄養を摂ることも大切ですが、そのタイミングも重要です。**

食事をするタイミングも大事

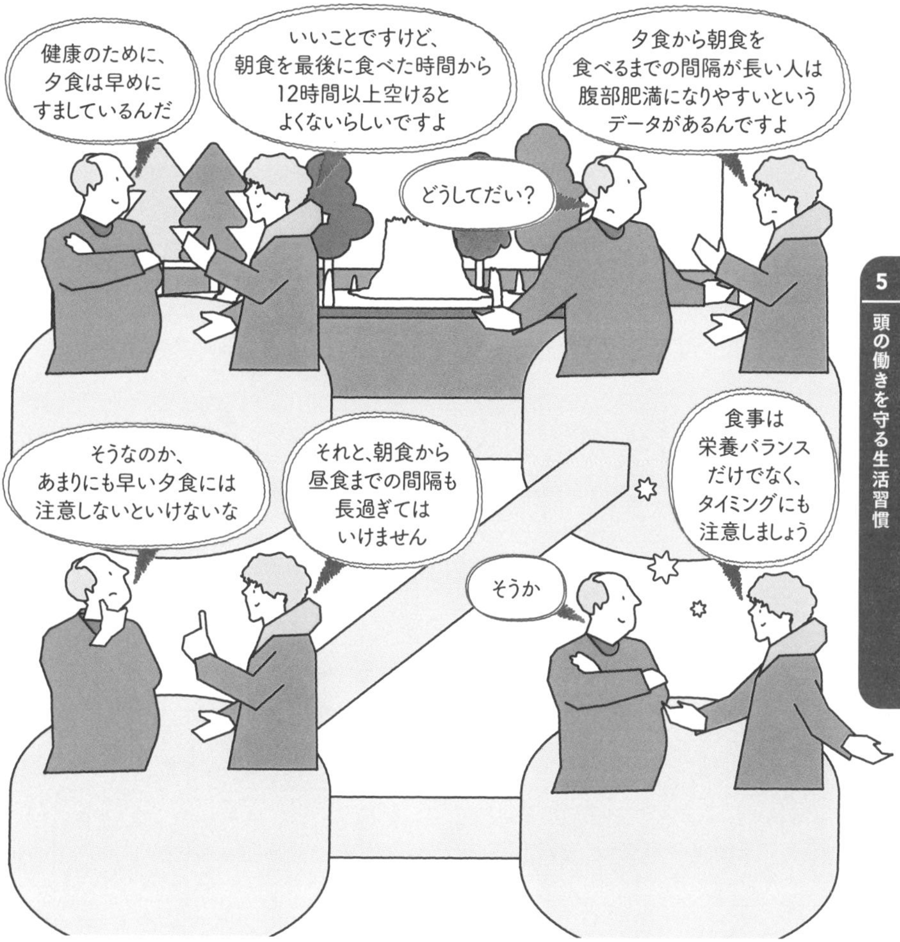
健康のために、夕食は早めにすましているんだ
いいことですけど、朝食を最後に食べた時間から12時間以上空けるとよくないらしいですよ
どうしてだい？
夕食から朝食を食べるまでの間隔が長い人は腹部肥満になりやすいというデータがあるんですよ
そうなのか、あまりにも早い夕食には注意しないといけないな
それと、朝食から昼食までの間隔も長過ぎてはいけません
そうか
食事は栄養バランスだけでなく、タイミングにも注意しましょう

夕食から朝食の間隔が長い人は、夕食後に間食をするといいでしょう。もちろん高カロリーな食べ物や食べ過ぎには注意してください。

KEY WORD → ☑ オステオカルシン

03 短期的にも長期的にも運動は脳の働きを高める

運動は脳によい影響を与えます。筋トレこそが脳トレといっても過言ではありません。

運動をすると、肝臓からβ-ヒドロキシ酪酸、筋肉からは乳酸やカテプシンBなどの体内物質が分泌されます。これらが脳血管関門を通り、脳由来神経栄養因子(BDNF)を増やします。すると、神経可塑性が増えて海馬が大きくなったり海馬での細胞新生が増えたりします。また、運動で骨を刺激すると、認知機能を改善する可能性がある**オステオカルシン**の分泌が増えます。

運動で骨を刺激する

運動をすると、肝臓からβ-ヒドロキシ酪酸、筋肉からは乳酸などさまざまな体内物質が分泌されます。それらの物質は海馬の神経細胞を増加させることにつながります。

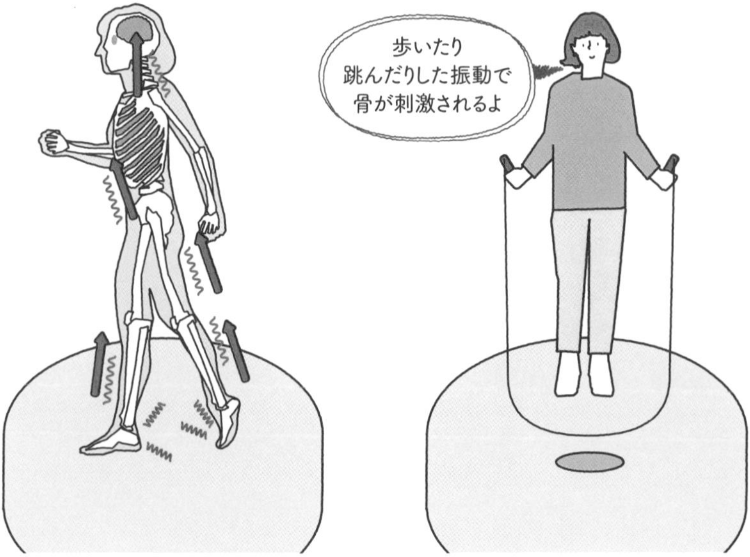
歩いたり
跳んだりした振動で
骨が刺激されるよ

運動で骨を刺激すると、認知機能を改善する可能性があるオステオカルシンの分泌が増えます。散歩や縄跳びなどをするとよいでしょう。

自分ができる運動や好きな運動、継続しやすい運動など、どんな運動でもやらないよりはずっとましです。積極的に運動してください。運動後にはたんぱく質を摂取しましょう。たんぱく質は運動で傷ついた細胞を修復します。暑い日の運動後には、牛乳を飲むのがおすすめです。**牛乳はたんぱく質が摂れるだけでなく、血液中の保水性を増す効果もあるので熱中症予防になります**。

積極的に運動をしよう

自分ができる運動や好きな運動、継続しやすい運動など、どんな運動でもいいので運動を習慣にしましょう。

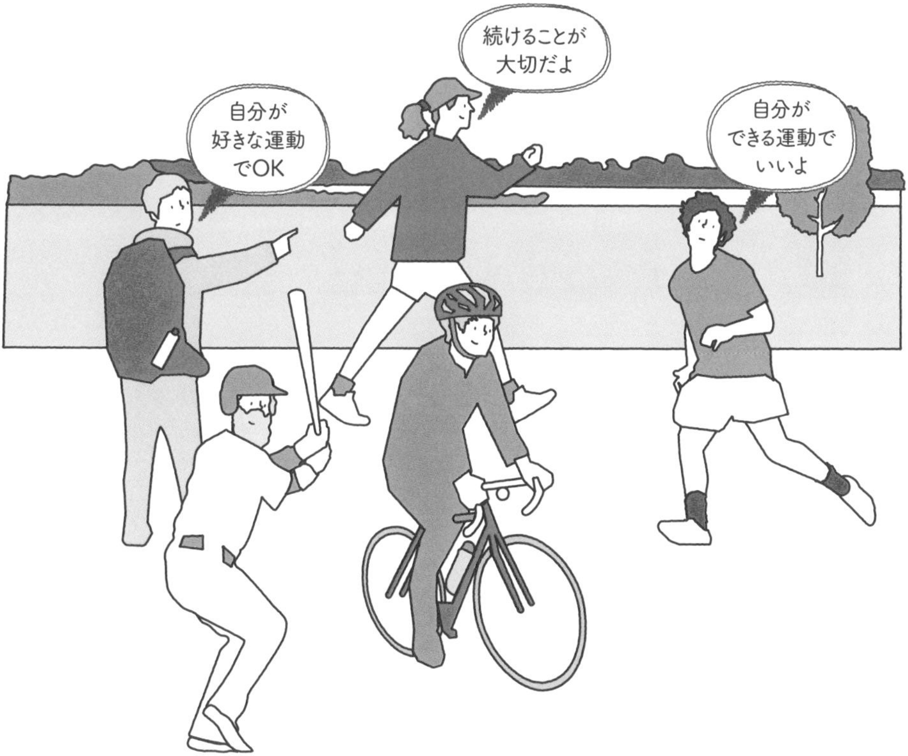

自分が好きな運動でOK
続けることが大切だよ
自分ができる運動でいいよ

積極的に運動をしてください。ただし、その日の体調や天候などに注意して運動をしましょう。無理せず継続することが大切です。

04 インターバル速歩で脳を鍛えよう

どんな運動をしようか悩んでいる人は、インターバル速歩を試してみましょう。

どんな運動をすればいいか悩んでいる人は、**インターバル速歩**を試してみてください。**やり方は「速《はや》歩き」を3分したあと、「ゆっくり歩き」を3分間続け呼吸を整えます。インターバル速歩はこの繰り返しです**。「速歩き」の週の合計時間が90分になるように行うと、筋トレ効果が表れ、血圧も低下します。3分間「速歩き」をするのが難しい人は、2分間に短縮しても大丈夫です。

インターバル速歩のやり方

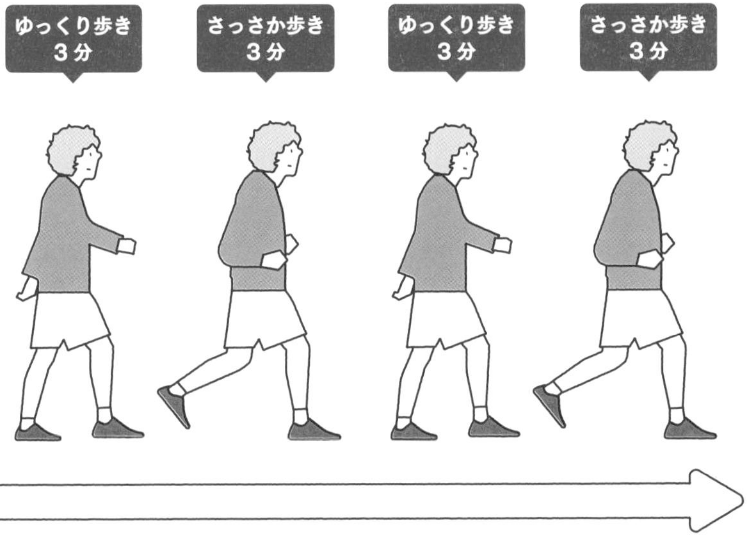

インターバル速歩は認知機能の向上はもちろん、体力の向上、気分障がいの改善などのさまざまな健康効果が期待できます。

「ゆっくり歩き」のときに余裕がある人は、振っている手でじゃんけんをしてみましょう。脳トレになります。最初に出た手がチョキなら、次はグー、その次はパーを出し勝ち続けましょう。慣れてきたら負け続けるなどパターンに変化を加えます。**また「速歩き」中は、じゃんけんをする余裕がないくらい自分を追い込んで歩いてください**。

ゆっくり歩き中にじゃんけんする

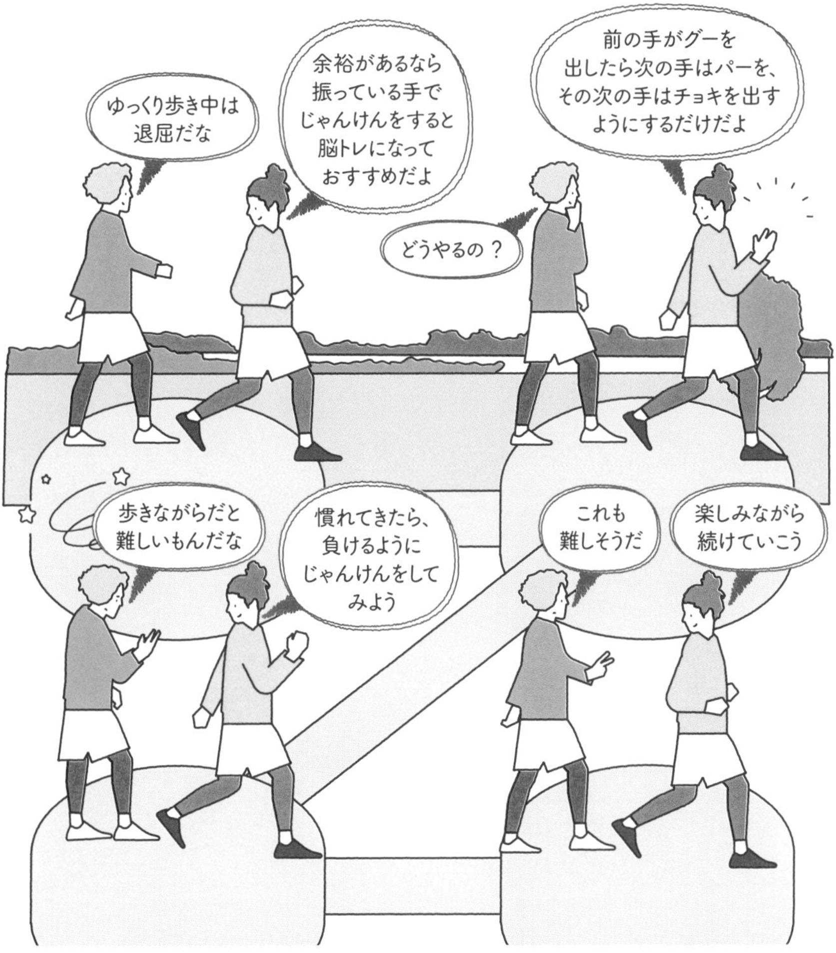
ゆっくり歩き中は退屈だな
余裕があるなら振っている手でじゃんけんをすると脳トレになっておすすめだよ
どうやるの？
前の手がグーを出したら次の手はパーを、その次の手はチョキを出すようにするだけだよ
歩きながらだと難しいもんだな
慣れてきたら、負けるようにじゃんけんをしてみよう
これも難しそうだ
楽しみながら続けていこう

雨や猛暑日で外出が難しい日は、もも上げ運動やストレッチなどを行いましょう。どんな運動でもやることが大切です。

05 脳のために努力したことをホメよう

ホメることは脳にとっていいことですが、間違ったホメ方をしてしまうと脳に悪影響を与える可能性があります。

ホメることを習慣にしましょう。P82で紹介したようにホメることは大切です。しかし、ホメ方を間違えるとチャレンジや**努力**ができなくなる可能性があります。小学5年生の子どもを対象にしたある実験によると、IQテストで賢さをホメられた子どもの4分の3が、自分を賢く見せたいと思うようになり、間違えるのを恐れて難しい問題にチャレンジしなくなりました。

ホメるときは努力したことをホメる

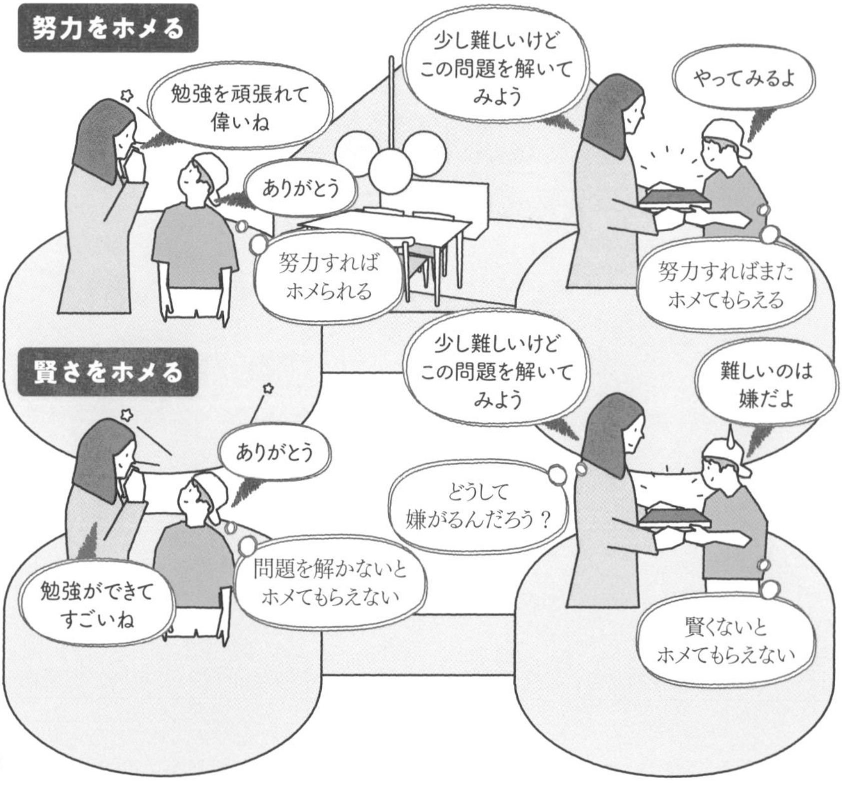
努力をホメる
勉強を頑張れて偉いね
ありがとう
努力すればホメられる
少し難しいけどこの問題を解いてみよう
やってみるよ
努力すればまたホメてもらえる
賢さをホメる
ありがとう
勉強ができてすごいね
問題を解かないとホメてもらえない
少し難しいけどこの問題を解いてみよう
難しいのは嫌だよ
どうして嫌がるんだろう？
賢くないとホメてもらえない

反対に、努力をホメられた子どもの9割が、次も努力をホメてもらおうと難しい問題にチャレンジするようになったといいます。結果はどうであれ、仕事や勉強ではチャレンジや努力する気持ちを持つのは大切です。**あなたが誰かをホメるときや自分で自分をホメるときは、この話を思い出してどのようにホメるといいか、一度考えてみましょう。**

ホメる前にホメ方を考えよう

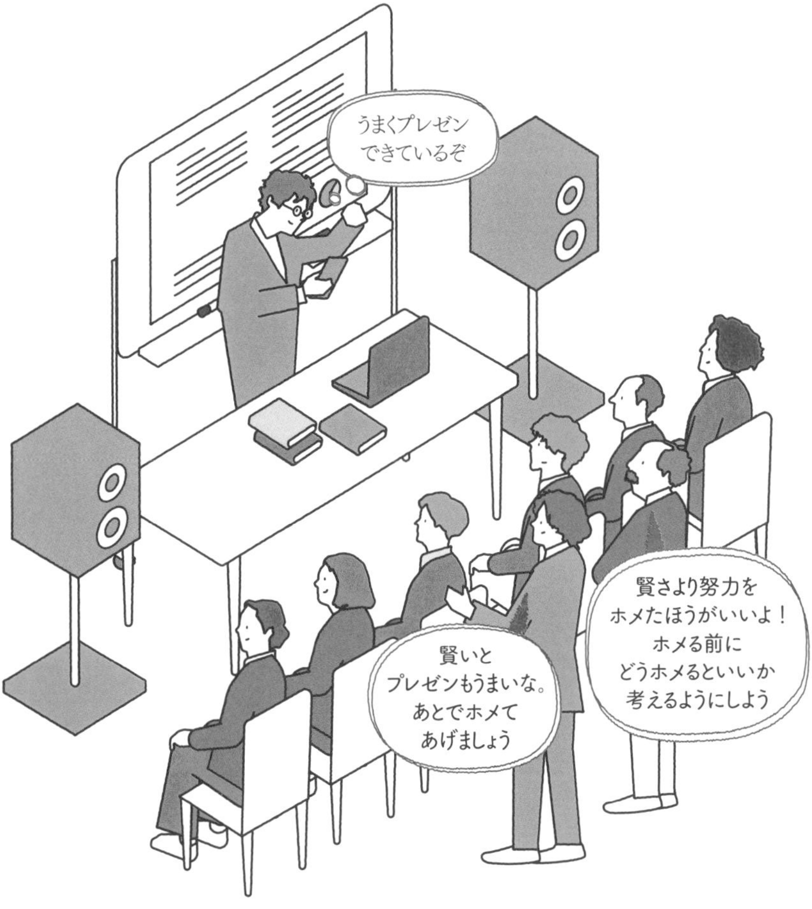
うまくプレゼン
できているぞ
賢いと
プレゼンもうまいな。
あとでホメて
あげましょう
賢さより努力を
ホメたほうがいいよ！
ホメる前に
どうホメるといいか
考えるようにしよう

ホメるときはその人の素質や才能をホメるのではなく、努力・頑張ったことをホメるようにしましょう。ホメる前にどんなホメ方がいいか考えておきましょう。

06 正しいホメ方で正しい自尊心を養う

自尊心を守るために他人を見下してはいけません。正しくないホメ方は自尊心を歪ませる可能性があります。

前ページで紹介した実験には続きがあります。実験者は、子どもたちにほかの子どものテスト結果を見る機会を与えました。賢さをホメられた子どもは**自尊心**を守るために、ほぼ全員が自分より成績の悪い子どもの答案を見ようとしました。反対に、**努力をホメられた子どもは、自分より成績がよい答案を見ようとする傾向が強かったのです**。

賢さをホメると自尊心を守る行動をする

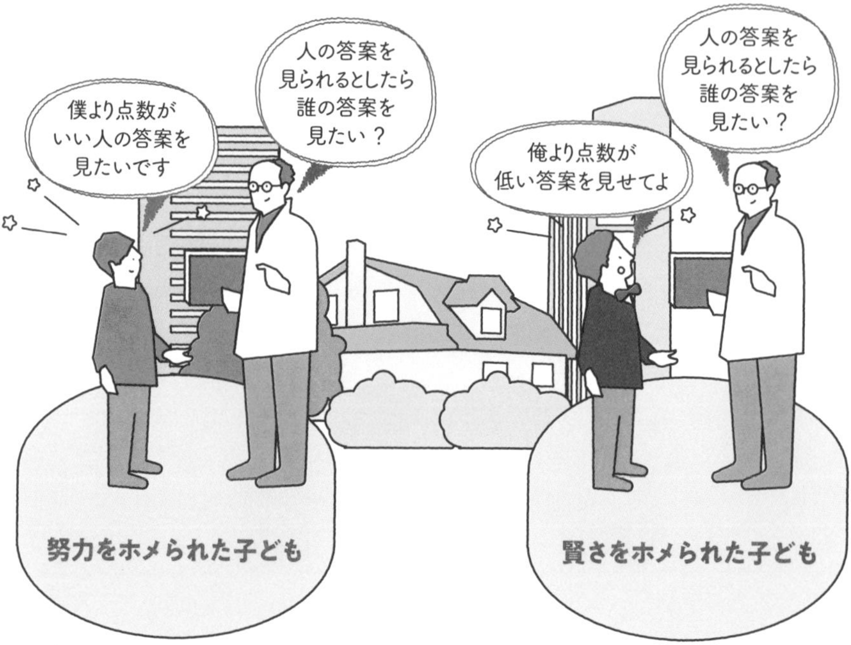
人の答案を見られるとしたら誰の答案を見たい？
僕より点数がいい人の答案を見たいです
努力をホメられた子ども
人の答案を見られるとしたら誰の答案を見たい？
俺より点数が低い答案を見せてよ
賢さをホメられた子ども

賢さをホメられた子どもは、自尊心を守るために自分より悪いテスト結果を知りたい傾向が強くなったようです。

自尊心は大切ですが、自尊心を守るために自分より下の存在を見つけて自分の優位性を確認することは、よいことといえません。このように**正しくないホメ方は正しくない自尊心を育む恐れがあります**。ただし、落ち込んでいたりホメられた経験が少なかったりする子どもの場合は、どんなことでもホメて自尊心を一定程度、回復させてあげることが必要になります。

相手によってはどんなことでもホメる

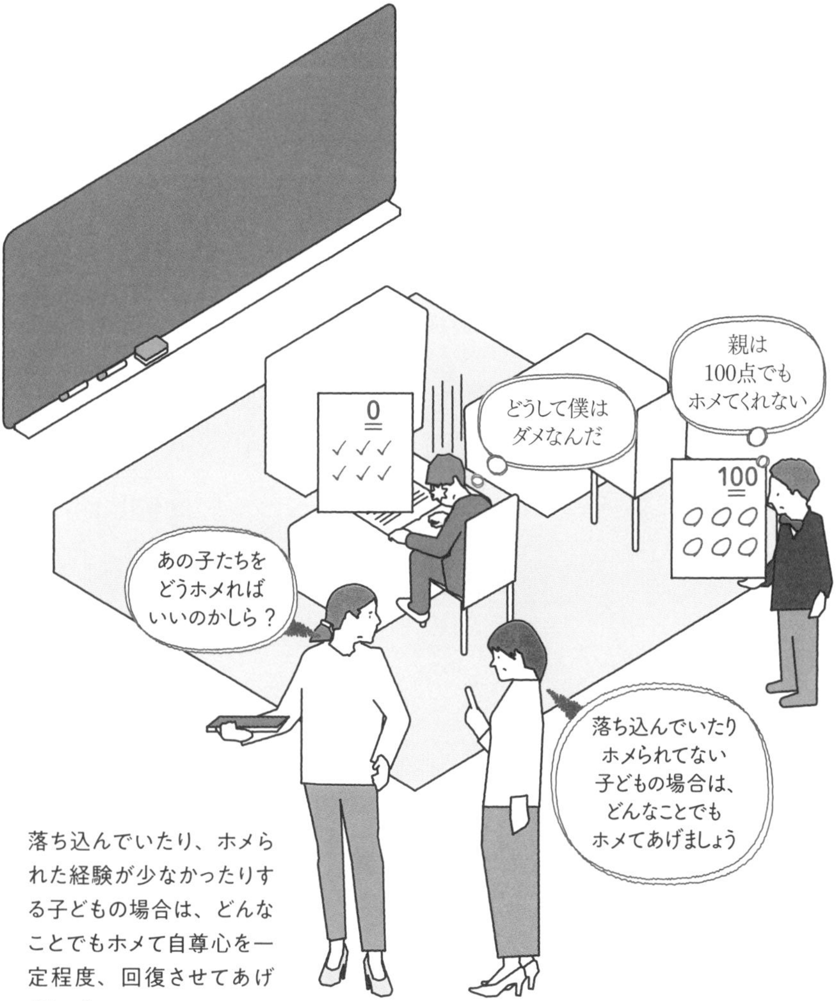
0
100
どうして僕はダメなんだ
親は100点でもホメてくれない
あの子たちをどうホメればいいのかしら？
落ち込んでいたりホメられてない子どもの場合は、どんなことでもホメてあげましょう

落ち込んでいたり、ホメられた経験が少なかったりする子どもの場合は、どんなことでもホメて自尊心を一定程度、回復させてあげましょう。

KEY WORD → ☑ 脳波（エラー陽性電位）

07 間違いから学ぶ姿勢を持つと脳波が大きくなる

間違いから学ぶ姿勢を持つと脳波（エラー陽性電位）が大きくなります。この脳波は成績向上とかかわりがあります。

この実験の最後に、子どもたちに最初に受けさせたIQテストと同レベルのテストをしました。**努力をホメられた子どもは、自分の間違いを見つけ間違いから学ぼうとする姿勢が強かったようで、成績が30％程度向上しました。**賢さをホメられた子どもは、自尊心を守るために、自分の間違いを見ないようにする傾向があったようで、20％程度成績が低下しました。

努力をホメると、間違いから学ぼうとする

努力をホメられた子どもは、自分の間違いを見つけ間違いから学ぼうとする姿勢が強くなります。

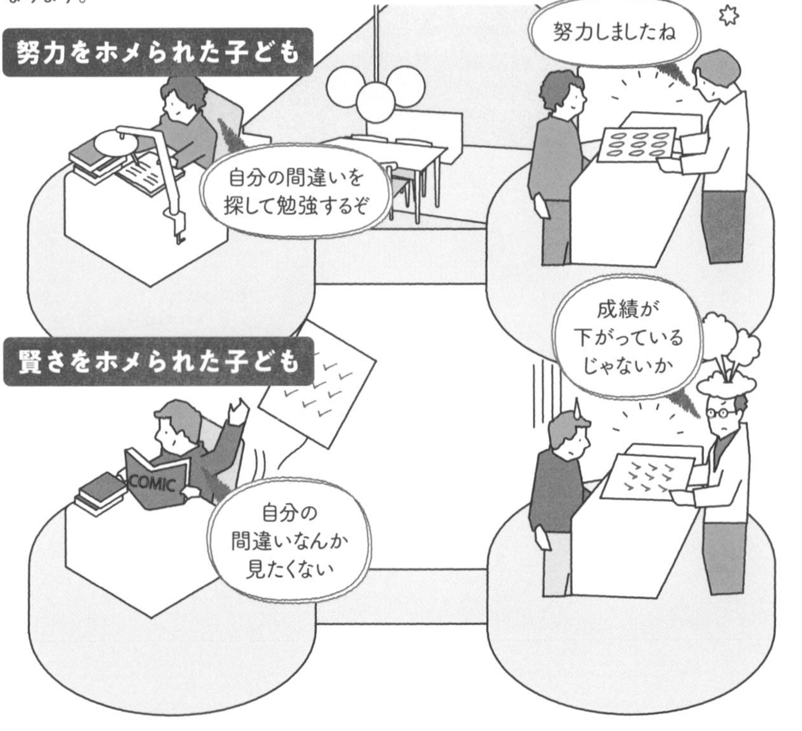
努力をホメられた子ども
努力しましたね
自分の間違いを探して勉強するぞ
賢さをホメられた子ども
成績が下がっているじゃないか
COMIC
自分の間違いなんか見たくない

間違いから学ぼうとする姿勢を持つ人は、**脳波（エラー陽性電位）**が大きくなります。この脳波は、成績向上と強いかかわりがあると報告されています。**成績を向上させるなど、自分を伸ばすためには自分の間違いを積極的に探す姿勢や間違いを修正しようとする姿勢をホメることが大切になります**。正しいホメ方で、チャレンジ精神や努力する気持ち、自尊心を養いましょう。

脳波が大きくなる

成績を向上させたいなら、自分の間違いから学ぶ姿勢を持つように意識しましょう。

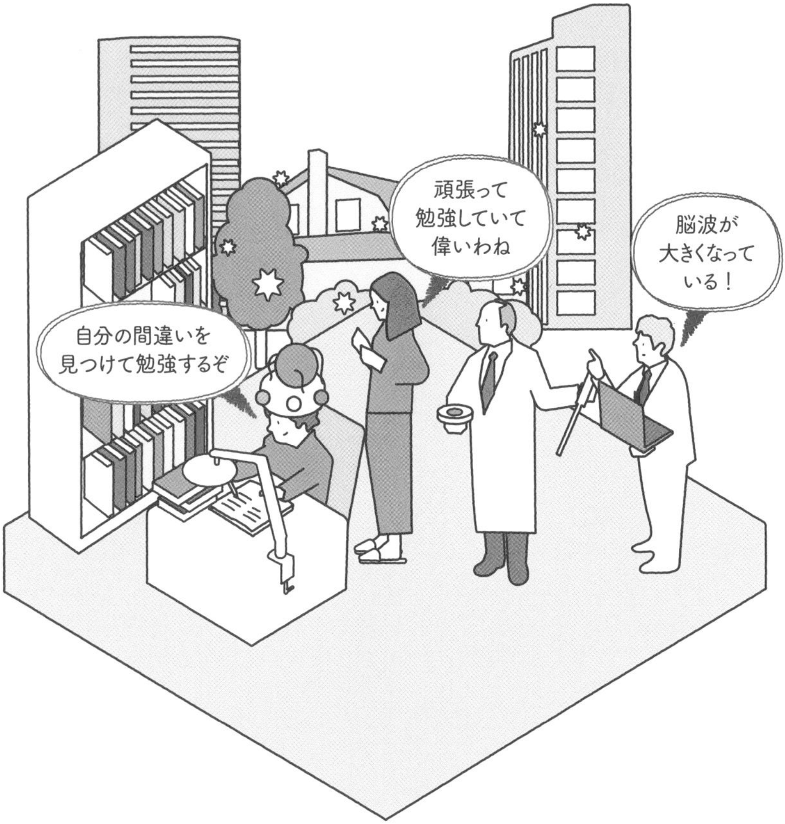

自分の間違いを見つけて勉強するぞ
頑張って勉強していて偉いわね
脳波が大きくなっている！

自分を伸ばすためには自分の間違いを積極的に探す姿勢や間違いを修正しようとする姿勢をホメることが大切になります。

08 波の音や川のせせらぎなど自然の音に耳を傾ける

雨や風、川のせせらぎなど、自然の音に耳をすませましょう。自然が生み出す音には脳を鍛えて心を癒やす効果があります。

波の音や鳥のさえずり、木の葉がすれる音など、自然はさまざまな音にあふれています。こうした**自然の音**は、脳のなかでも聴覚に関する部分を鍛えるのにおすすめです。たとえば、雨は降水量や降る場所によって音が変わります。**いろいろな音を聞き変化を敏感に感じとることで脳を鍛えられます**。窓を開けたときや通勤中に、周囲の音に耳を傾けてみましょう。

自然の音の変化を楽しもう

自然の音は、脳の聴覚に関する部分を鍛えるのにおすすめです。

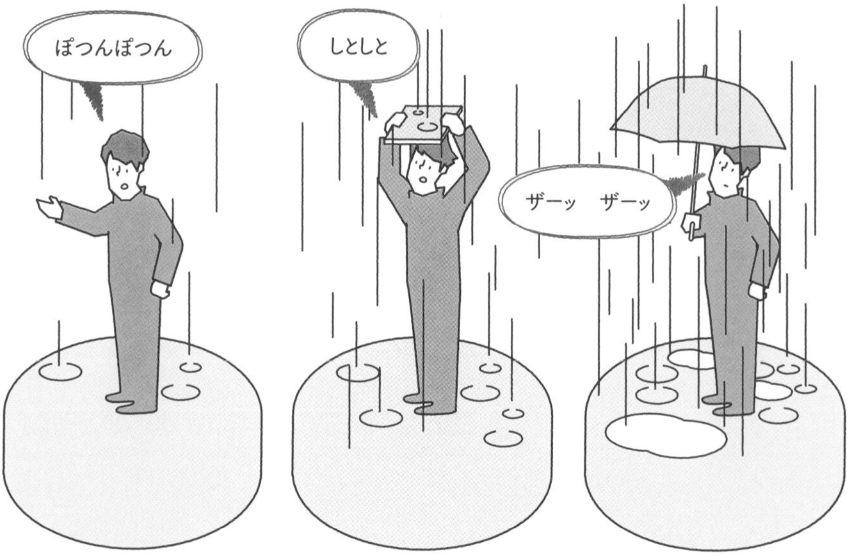

外に出たり窓を開けたりして、自然のさまざまな音を聞きましょう。

「リラックスできる音楽」と検索すると、川のせせらぎなど自然の音を収録したBGMが上位にヒットするでしょう。これは気分やイメージによる結果ではありません。**自然の音によってストレスが軽減されることは科学的に示されているので、検索されるのです**。入浴中や就寝前などに、自然の音のBGMで脳をリラックスさせるといいでしょう。

自然の音のBGMでリラックス

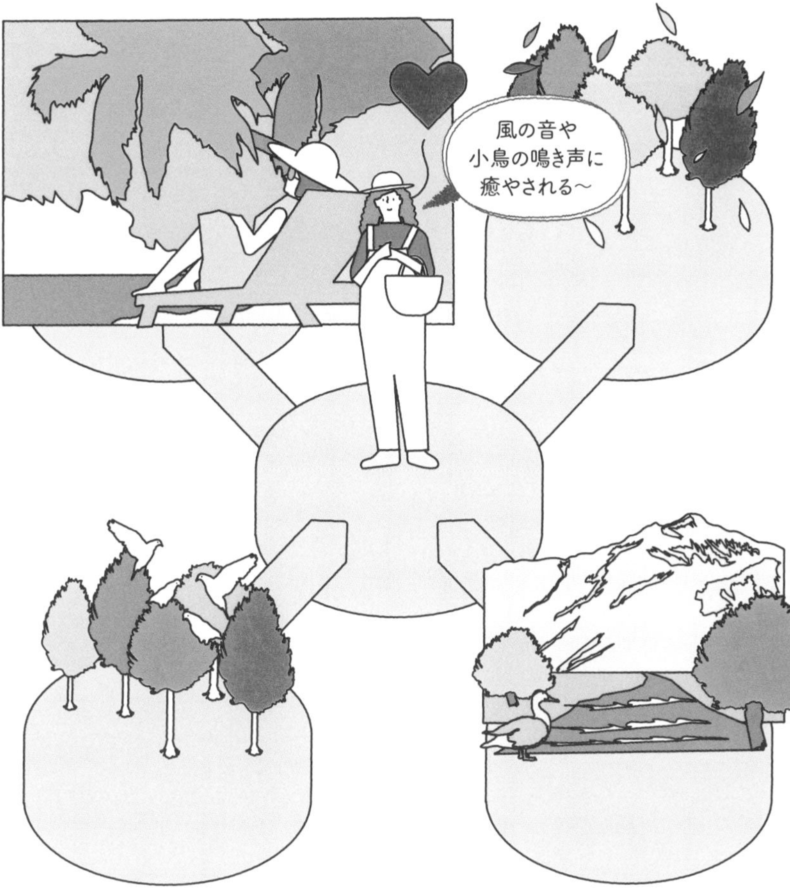
風の音や
小鳥の鳴き声に
癒やされる～

花の癒やし効果も脳科学的に実証済み。見ているだけで脳のなかのネガティブな反応を緩和してくれます。とくに単純作業でパフォーマンスが上がるほか、ひらめきを増すという報告もあります。

09 脳にも定期検診が必要 画像診断を活用しよう

脳の断面を確認できるMRIで脳の健康をチェック。病気だけではなく生活の指針にも役立ちます。

MRIでは、脳の断面図を撮影することができます。MRIで撮影した脳の断面図を見ることで脳の状態が診断できます。病気の早期発見はもちろん、さまざまな部位の萎縮もわかります。**記憶に強くかかわる海馬の萎縮具合はとくに重要です**。健康診断を受けるときなどに、MRI で脳の状態を確認してみましょう。

MRIで脳の状態を確認できる

MRIでわかること

1　脳の健康状態
2　普段使われていない部分

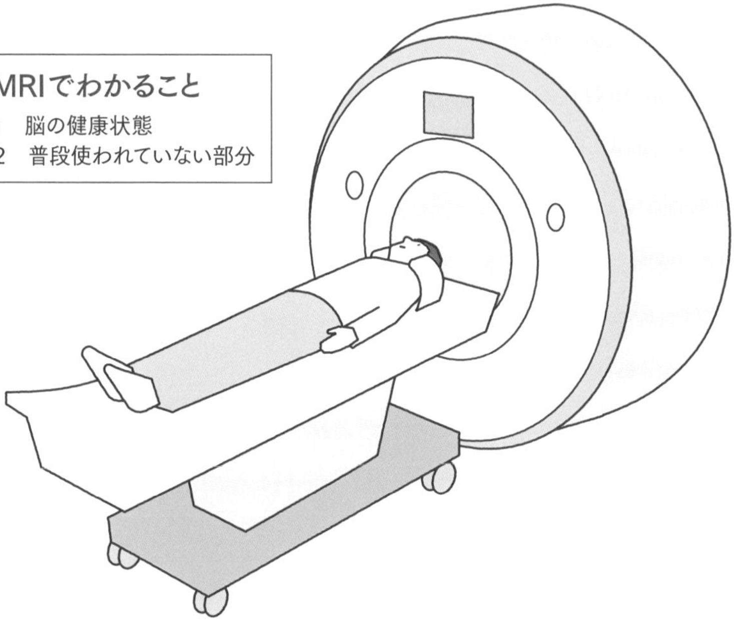

MRIで脳の断面図を撮影し、脳の状態を画像で診断することができます。健康診断時にMRI検査もするようにすると、何度も病院に行く手間が省けます。

脳に張り巡らされている血管には、ブドウ糖と酸素を届けるという役割があります。血管の状態を見ることができるのはMRAと呼ばれる機器です。血管に詰まりや奇形があると、生活に支障が出る可能性があります。**めまいや言語力など、生活上の問題を適切なケアで解決するためにMRAを活用してみましょう。**

MRAで脳の血管の状態を確認

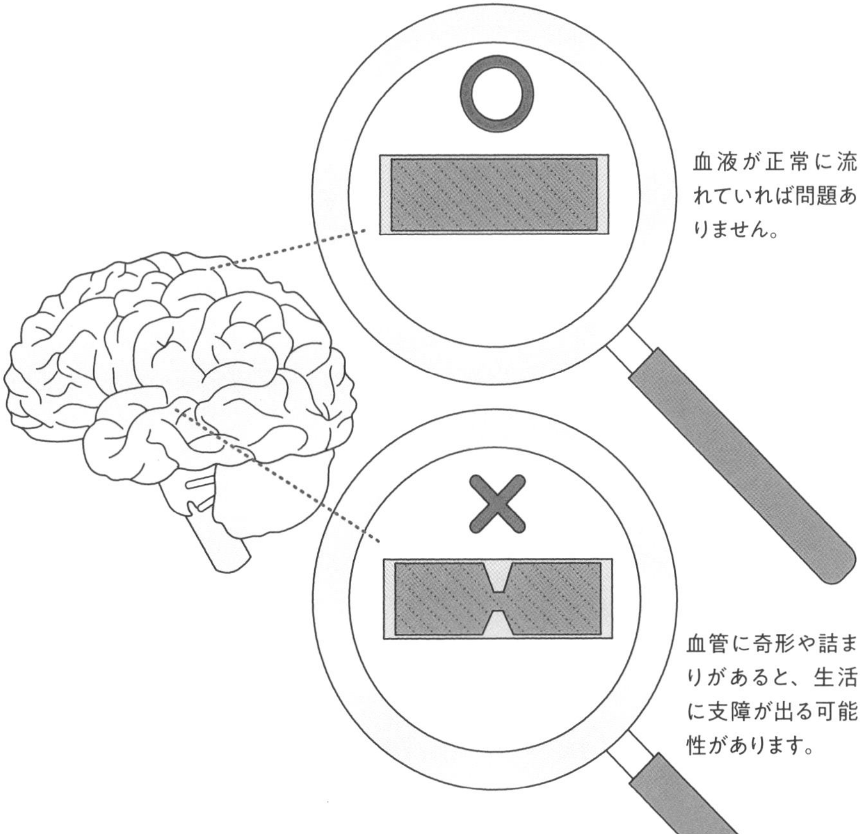
○
血液が正常に流れていれば問題ありません。
×
血管に奇形や詰まりがあると、生活に支障が出る可能性があります。

頭（脳）の病気は医師の問診だけでは判断できないことが多くあります。MRIやMRAなどの医療機器を使った検査を定期的に受けましょう。お金がかかりますが、アルツハイマー型認知症の原因のひとつと考えられているアミロイドβの蓄積の把握はとくに重要です。

10 脳の健康リスクは最小限にとどめたい

脳の健康を守るためにもリスクになり得る要因は避けていきましょう。脳にとっての5大リスクを紹介します。

見る、聞く、話す、運動するなど、人の行動や思考はすべて脳からの伝達によって行われます。**脳は体の司令塔であり、異変が起きると生活にも支障が出る可能性が高いです**。病気の早期発見、早期治療が望ましいのは体も脳も同じ。健康診断と同様に脳も定期診断を受け、健康状態をチェックしましょう。MRIやMRAを利用すれば、脳卒中や脳梗塞などの早期発見も可能です。

脳は体の司令塔。早期発見＆治療が肝心

脳は体の司令塔です。私たちは脳からの指令でさまざまな言動をしています。

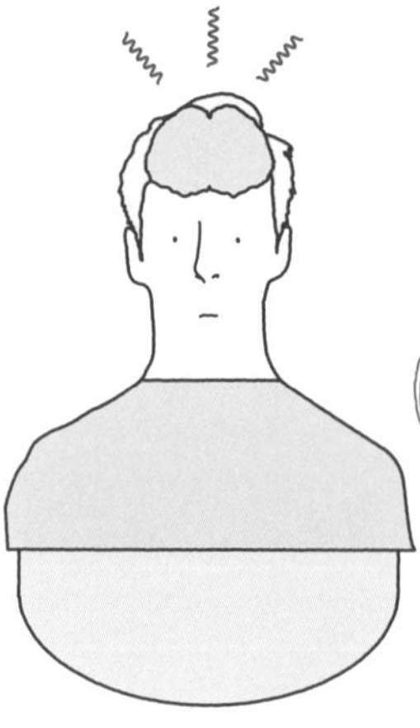

生活のすべてが脳からの指令によって成り立っています。

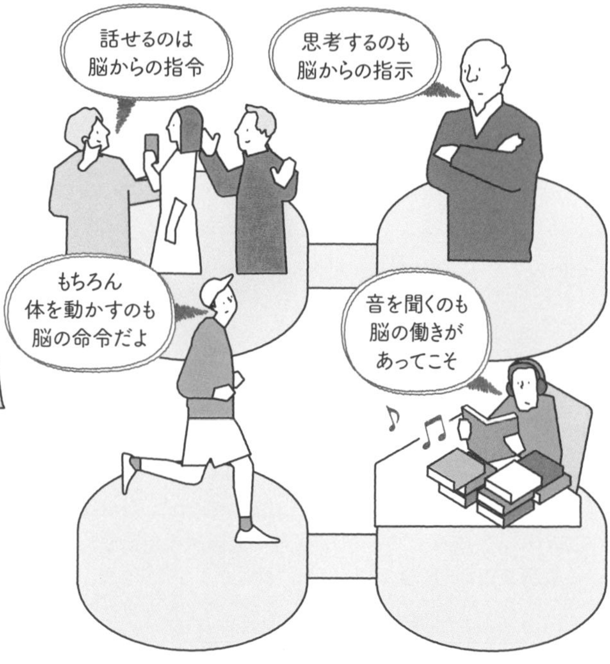
話せるのは
脳からの指令
思考するのも
脳からの指示
もちろん
体を動かすのも
脳の命令だよ
音を聞くのも
脳の働きが
あってこそ

脳の5大リスクとして高血圧、糖尿病、喫煙、心臓病、脂質異常症があります。**この5つを防ぐことで脳卒中や脳梗塞など、脳の病気にかかるリスクを下げることが可能です**。健康診断を受けたら、高血圧や糖尿病、心臓病に関する項目について確認を。脂質代謝に異常がある脂質異常症は、血液検査で発見される場合が多いです。

脳の5大リスクを回避

脳の5大リスクを回避するためにも、バランスのよい食事や質のよい睡眠などの健康的な生活習慣を心がけましょう。

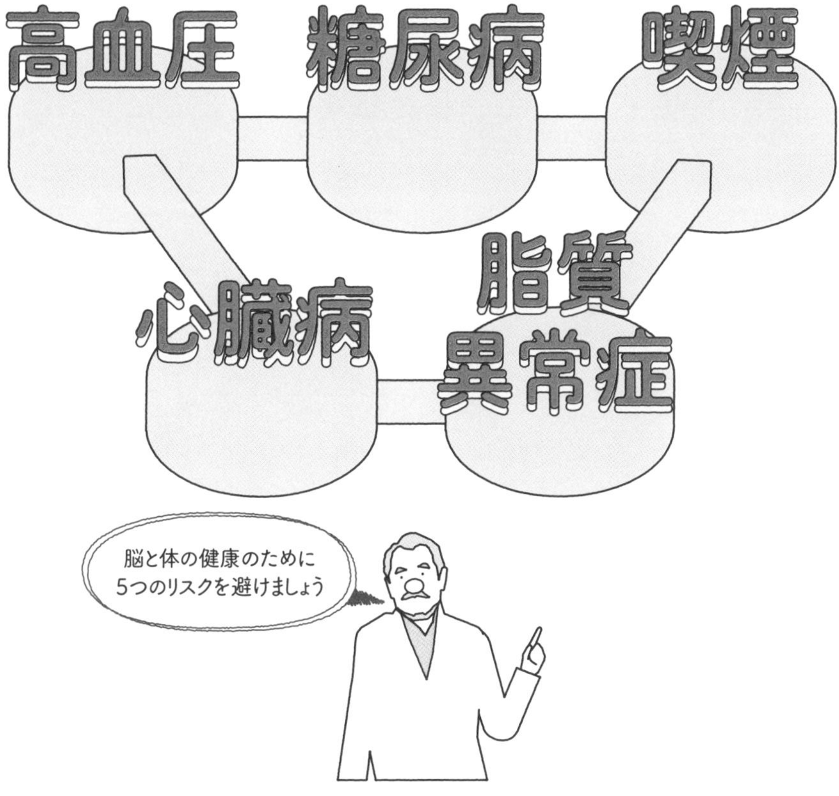

脳の５大リスクは認知症や認知機能低下のリスク要因でもあります。健康診断で発見できる項目なので、毎年の健康診断を欠かさずに受けましょう。

KEY WORD → ☑ 廃用症候群

11 脳の使い方次第ではヒヤリ・ハットを生む

脳にとってもヒヤリ・ハットな瞬間はおとずれます。脳が衰えないよう、すべての機能をフル活用する意識が必要です。

「ヒヤリ」としたり「ハッ」としたりするような些細な場面が、やがて大きな事故につながります。ヒヤリ・ハットを見逃さず事故を防止する考え方は工事現場や医療現場、車の運転状況などで使われています。脳にも当てはめて考えることができ、**人の話をすぐに忘れる、言い間違いが多いなどの症状があったら要注意**。「**廃用症候群**」の状態になっている可能性があります。

使っていない脳の機能は衰える

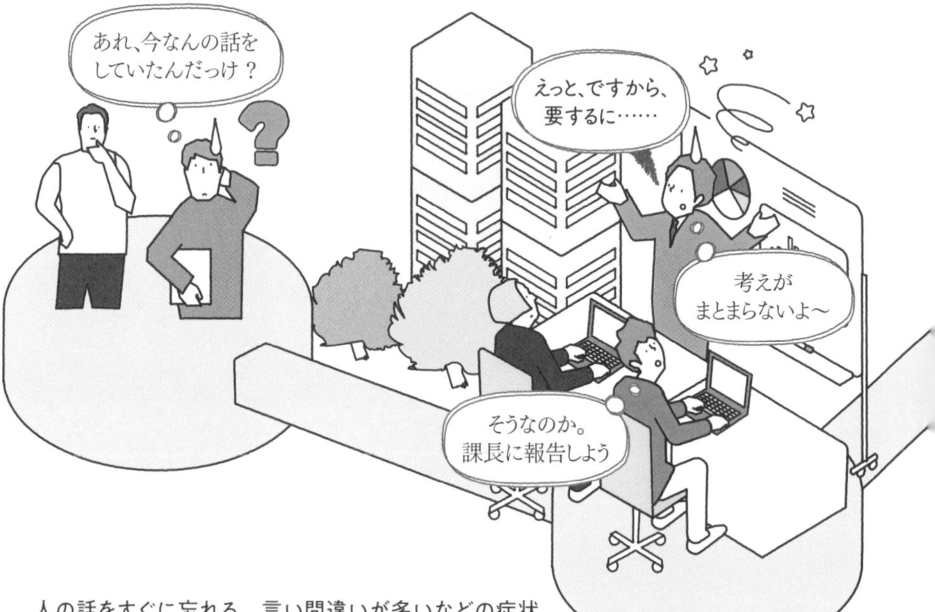
あれ、今なんの話をしていたんだっけ？
えっと、ですから、要するに……
考えがまとまらないよ～
そうなのか。課長に報告しよう

人の話をすぐに忘れる、言い間違いが多いなどの症状があったら要注意です。「廃用性脳機能低下」の状態になっている可能性があります。

「廃用性脳機能低下」は偏った脳の使い方をすることで、使われない脳の機能が衰えるという状態です。脳を万遍なく使えるようにさまざまな活動をしましょう。**脳をよく使っていると認知的予備力が高まります。脳をたくさん使いたくさんのネットワークがあると、脳の一部が障がいされても別ルートでの補完の可能性が出てくるのです。**

小さな言い間違いや記憶違いが大きな失敗やトラブルにつながることがあります。普段から脳を鍛え、ヒヤリ・ハットを防ぎましょう。

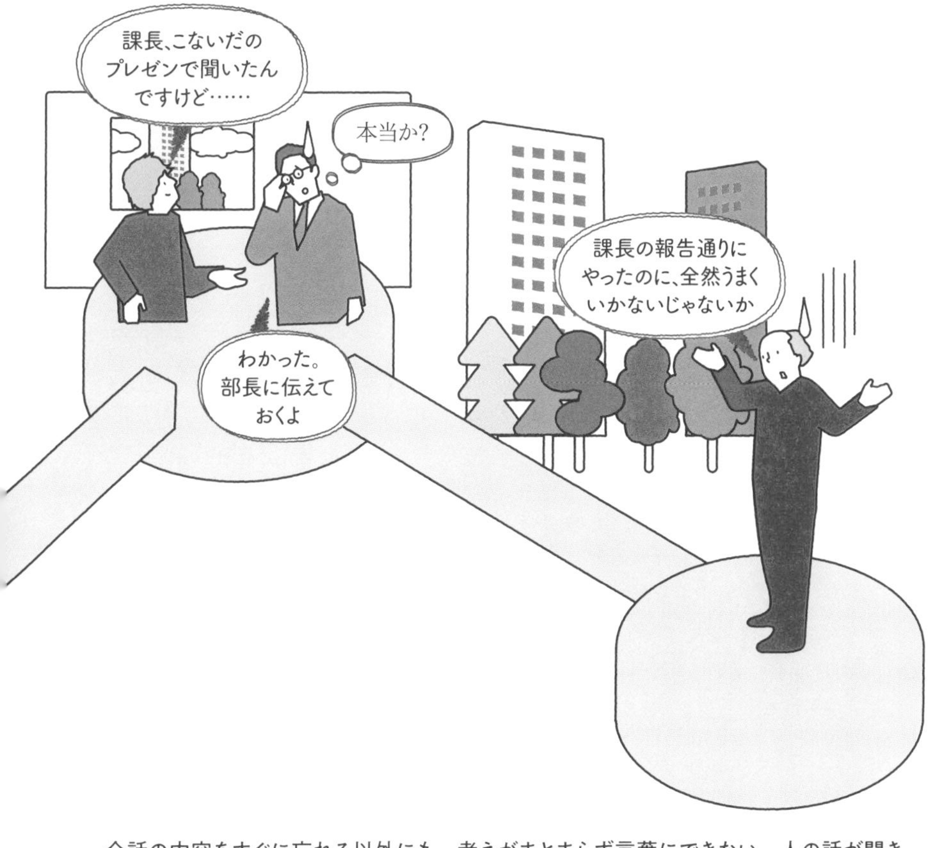
課長、こないだの
プレゼンで聞いたん
ですけど……
本当か?
わかった。
部長に伝えて
おくよ
課長の報告通りに
やったのに、全然うまく
いかないじゃないか

会話の内容をすぐに忘れる以外にも、考えがまとまらず言葉にできない、人の話が聞き取れない、言い間違いをするなどがあれば、脳のヒヤリ・ハットです。人とのコミュニケーションで感じる違和感を見逃してはいけません。

12 子どもがテレビを見るのは悪いことではない

テレビやゲーム、スマホなど、スクリーンタイムが必ずしも脳に悪い影響を与えるとは限りません。

子どもがテレビを見るのはよくないという風潮があります。親とコミュニケーションをとる時間が減る、視力が低下するなどの理由がありますが、一概にテレビを見る＝悪いとは言い切れません。なぜなら、**知的好奇心を刺激されたり歌や言葉を覚え、学びにつながったりなど、見ているだけでも認知機能を高める機会を得られるからです**。

テレビは学びにつながることもある

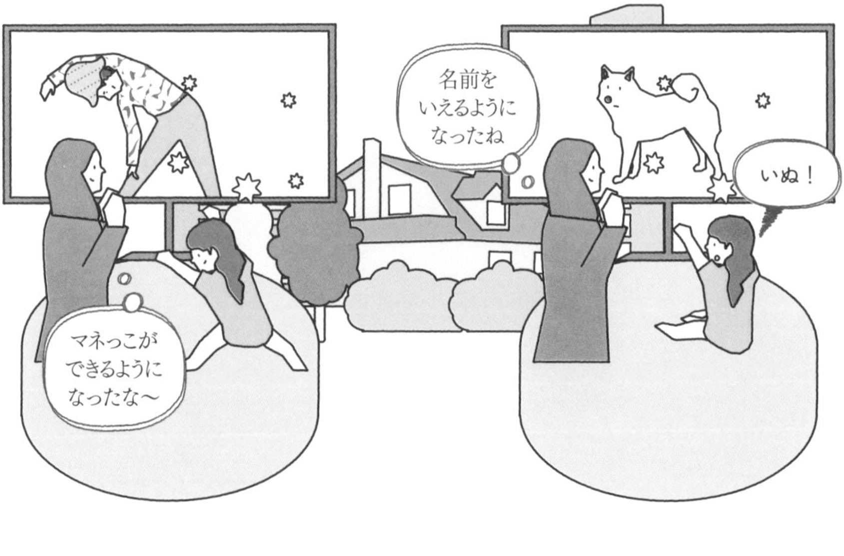
マネっこができるようになったな～
名前をいえるようになったね
いぬ！

テレビを見たりゲームをしたりすることが学びにつながることもあります。テレビ・ゲームのメリットやデメリットを考慮しながら上手に付き合っていきましょう。

テレビのように流れる情報をただ見ている時間を**受動的視聴時間**と呼びます。一方で、複雑な操作や工夫が必要なテレビゲームは能動的な視聴です。1万人弱を対象とし、遺伝要因や親の社会経済的地位をコントロールした研究では、ゲームをたくさんする子どものほうが次年度に認知機能が高まったという報告もあります。

ゲームは認知機能を向上させるかも？

ゲームをクリアしたり、うまくなったりするために、さまざまな思考をしているはずです。思考することは脳を使うということなので、ゲームをすると頭が悪くなるとは限りません。むしろ、頭がよくなる可能性があります。

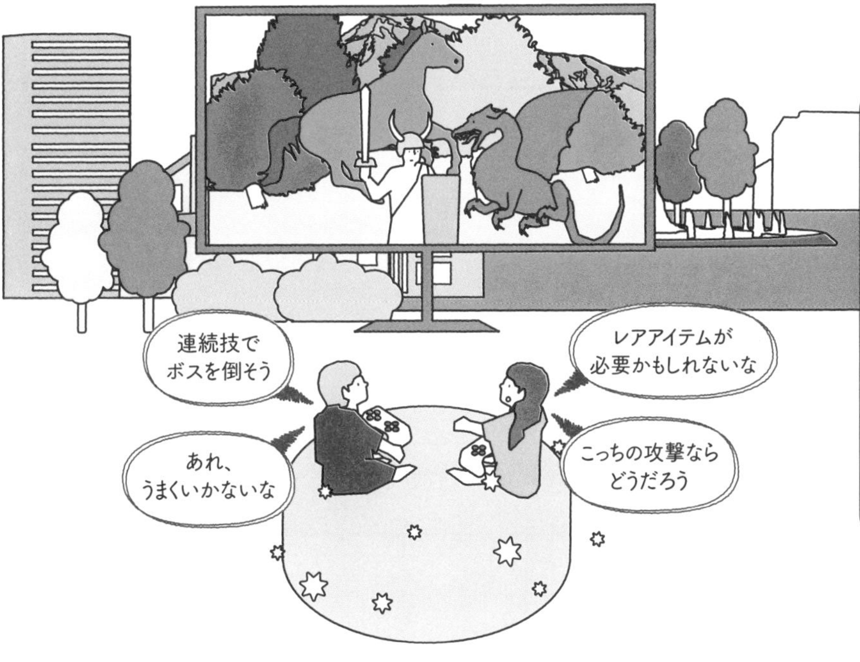
連続技で
ボスを倒そう
レアアイテムが
必要かもしれないな
あれ、
うまくいかないな
こっちの攻撃なら
どうだろう

アメリカの調査では、ゲームをする時間が長い子どものほうが認知機能が高くなったという調査結果もあるようです。ゲームをすることで、注意力や記憶力が高まるという研究も多数あります。勉強の時間はきちんと確保したうえでゲームをうまく使いましょう。

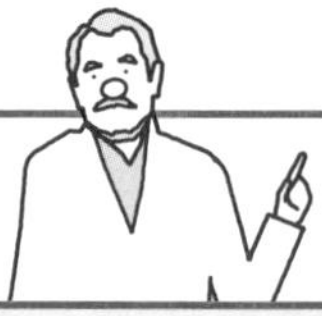

Column 05

学校教育はワーキングメモリの力を伸ばす

ワーキングメモリの力は、学力と同様、親の社会経済的地位（SES）や認知機能にかかわる遺伝要因の影響を強く受けることが知られています。残念ながら遺伝の影響は大きく、さらに家庭状況の影響もまた大きいのです。

また、子どものワーキングメモリの力は将来の職業、貯蓄、健康、肥満、犯罪などとかかわることが知られています。ワーキングメモリにかかわる遺伝要因と社会経済的地位は相互にかかわって高まっていく可能性をはらんでいるのです。

遺伝や家庭環境でワーキングメモリや認知機能の影響の良し悪しがあるなら努力をしてもしょうがないと思わないでください。誰もが通っている、学校教育によってワーキングメモリの力が伸びることも知られています。

算数でも国語でも、どんな科目でもその学習にはワーキングメモリの力を使っているので、学校での学習はワーキングメモリを鍛えられるのです。しかし、学校教育、社会経済的地位、遺伝がそれぞれどんなふうにワーキングメモリの力に影響を与えるかは、よくわかっていませんでした。

そこで、アムステルダム自由大学のSauce氏らはアメリカのABCDデータセットという認知機能や遺伝要因、社会経済的地位、教育歴、成績などを蓄積しているデータベースを使って、6,567人の9～11歳を調べました。

その結果、ワーキングメモリの力に与える影響は、「1年の加齢」（年を重ねるだけでもワーキングメモリの力は伸びます）＜認知関連遺伝要因＜1年の教育＜社会経済的地位の順でした。そして、2年の教育は、認知関連遺伝要因も社会経済的地位もしのぐことが明らかになりました。

学校のワーキングメモリを鍛える力はばかにならないのです。学校的な学習が脳を鍛えてくれます。いくつになっても勉強しましょう。脳はあなたのその頑張りに答えてくれます。

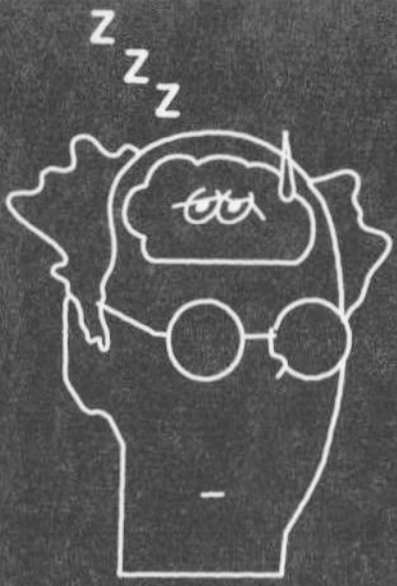

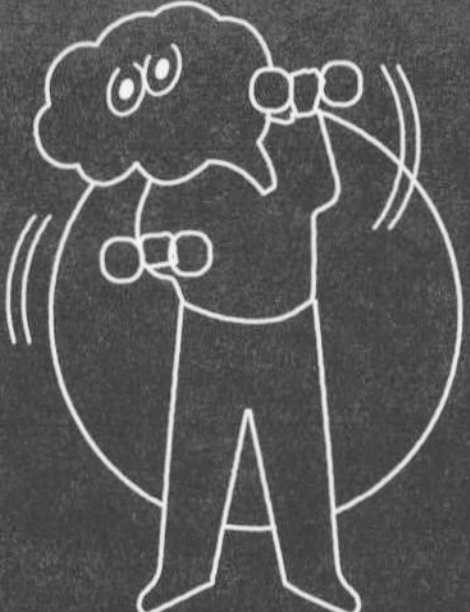

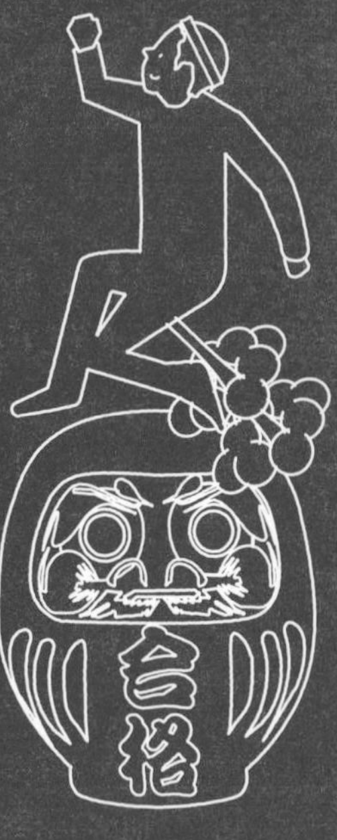

Chapter 6

NOUNOKITAEKATA
mirudake notes

日本人は寝不足、寝る時間を増やしましょう

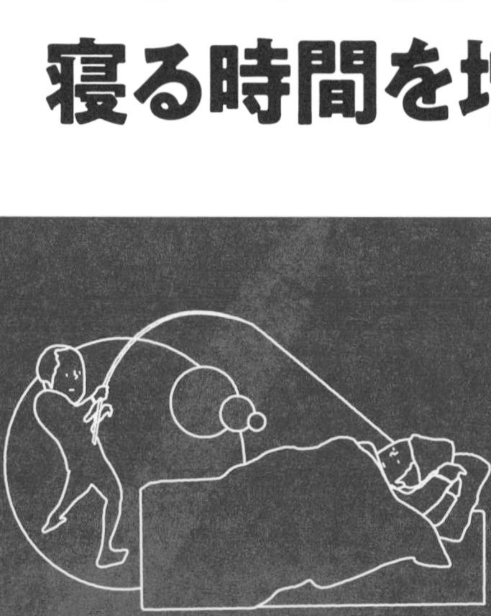

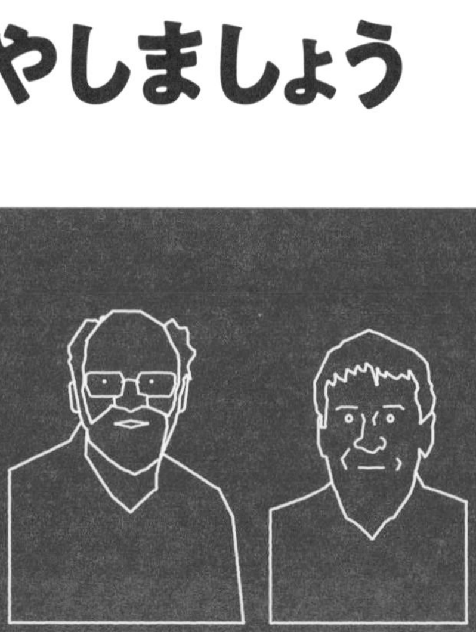

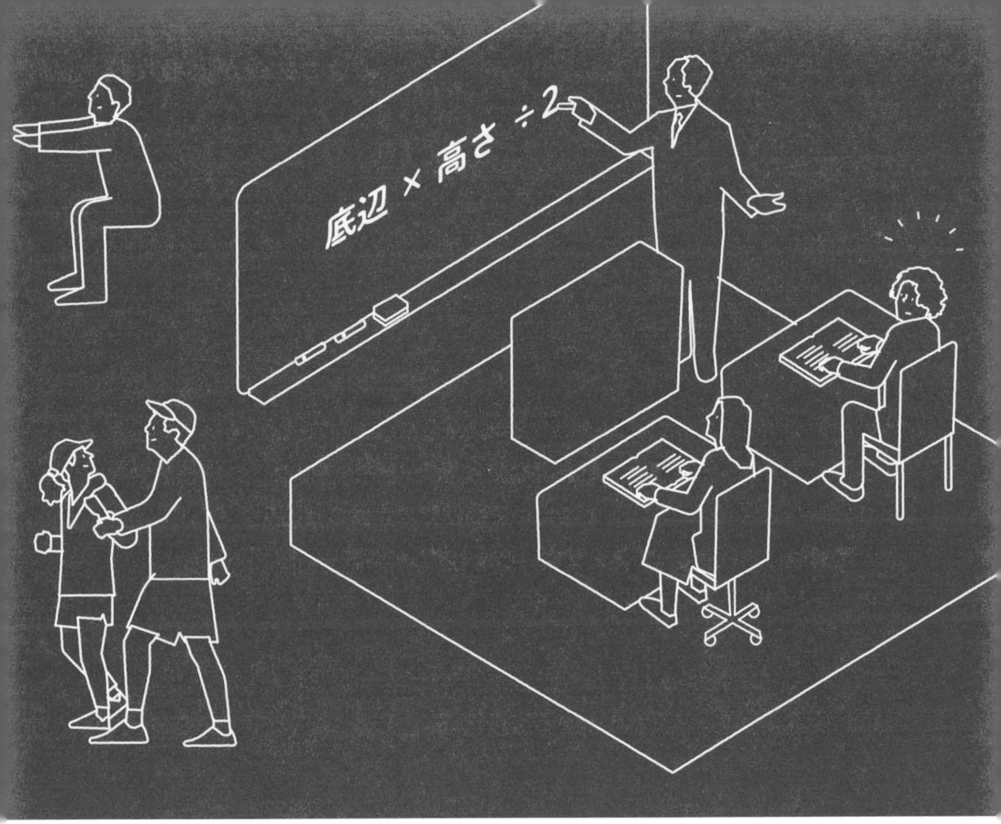

脳を効果的に休ませることができるのが睡眠ですが、OECDの調査によると日本人の平均睡眠時間は7時間22分で、OECD加盟国でもっとも短いようです。本Chapterでは、日本人に不足しているといわれる睡眠と脳の関係などをご紹介します。

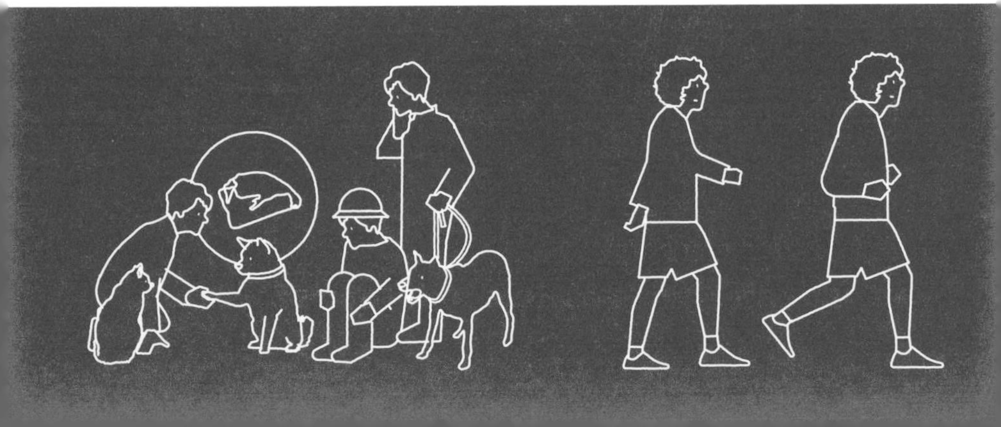

01 眠っているときの脳の動きを知る

眠っている間は脳も休んでいると思いきや、脳には眠って休んでいる脳とあまり眠らず休まない脳の２つがあります。

体の疲労を回復するためには十分な睡眠が必要なように、脳にも睡眠が必要な部位があります。**より休みが必要な脳**は思考力や想像力などの精神活動を担う大脳新皮質という部分。**起きている間は常に大量の情報を処理しているため、定期的に睡眠をとって休ませないと疲れてしまいます**。睡眠不足の日には集中力が低下し、怒りっぽくなります。

思考を司る脳は眠らなければ疲れてしまう

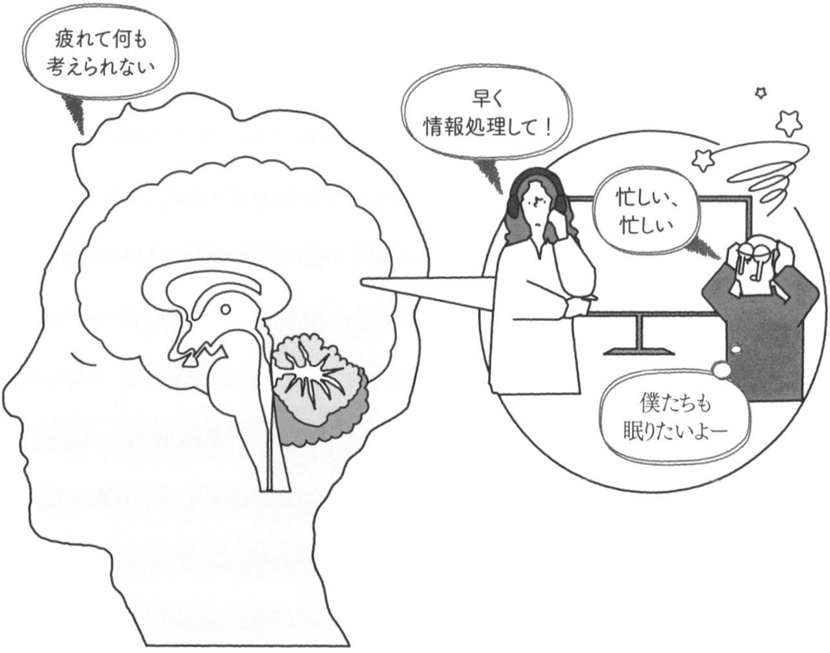
疲れて何も
考えられない
早く
情報処理して！
忙しい、
忙しい
僕たちも
眠りたいよー

睡眠は脳にとっても大切です。脳の疲れをとるためにも十分な睡眠を心がけましょう。

一方、生命維持に関連する脳幹や大脳辺縁系といった脳は、睡眠中も活動を続けます。また、**記憶を司る海馬も睡眠中に比較的活動する脳のひとつ**。ノンレム睡眠中に記憶の固定と整理をしますが、海馬はこれに関与しています。海馬はレム睡眠中にも活動し、この時期は感情的な記憶の処理や、複雑な情報の統合に関与しているとされています。

生命維持を司る脳は眠らず働き続ける

呼吸や心拍などの生命維持に関連する脳幹や大脳辺縁系は睡眠中も活動します。また、海馬では睡眠中に記憶の固定と整理が行われています。

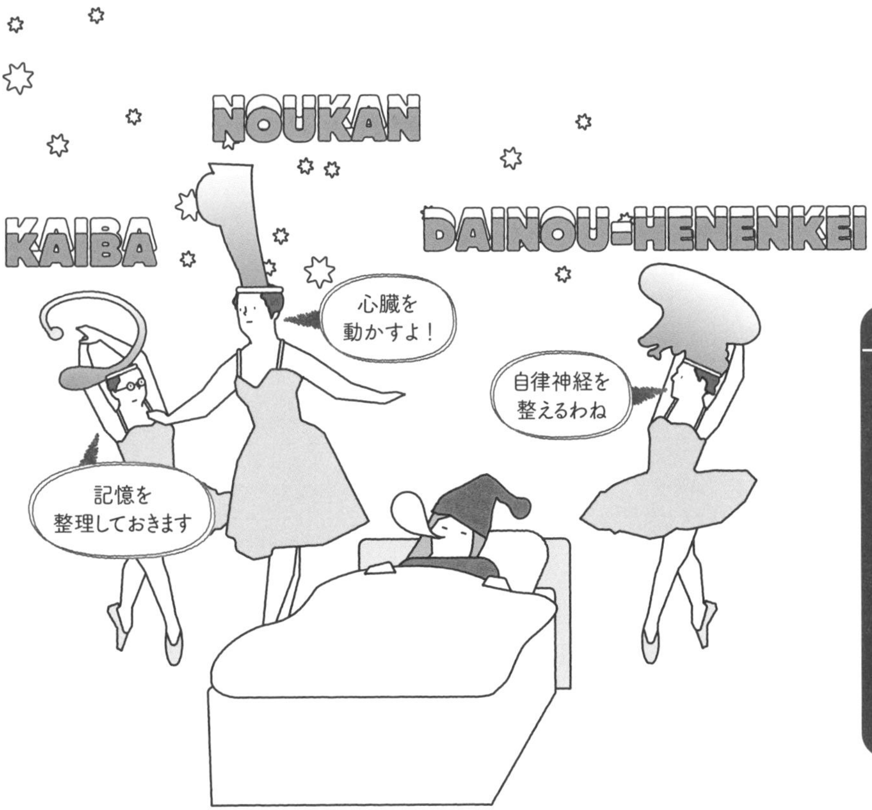
NOUKAN
KAIBA
DAINOU-HENENKEI
心臓を
動かすよ！
自律神経を
整えるわね
記憶を
整理しておきます

02 体を休ませるレム睡眠と脳を休ませるノンレム睡眠

たっぷり寝ているのに頭がスッキリしない、目覚めが悪いという人は、脳の疲れがとれない睡眠をしているのかもしれません。

人は、「レム睡眠」と「ノンレム睡眠」を約90分のサイクルで繰り返しています。レム睡眠は体を休ませるための睡眠で、体は活動を停止していますが、脳波は起きているときと似ています。一方、ノンレム睡眠は脳を休ませるための睡眠ですが、記憶の定着のために海馬などは働きます。**目覚めが悪い人は、ノンレム睡眠中に無理矢理起きているからかもしれません。**

浅い睡眠と深い睡眠が繰り返されている

人は、眠りが浅い「レム睡眠」と眠りが深い「ノンレム睡眠」を約90分のサイクルで繰り返しています。

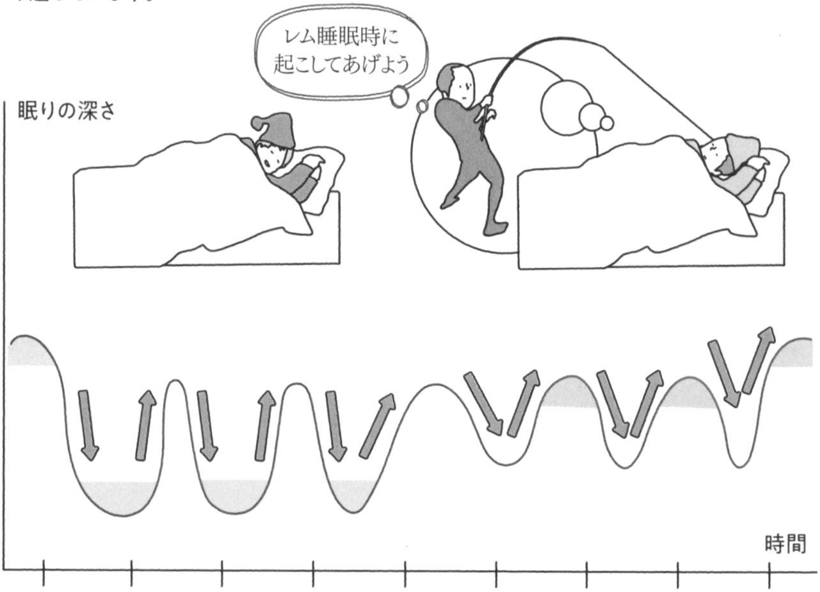
レム睡眠時に
起こしてあげよう
眠りの深さ
時間

目覚めが悪い人は、ノンレム睡眠中に無理矢理起きているからかもしれません。

専用のアプリや装置が必要ですが、目覚めをよくしたいのであれば、レム睡眠中に目覚ましが鳴るようにしましょう。気になる人は、医師に相談してみてください。その際に、**ミュンヘンクロノタイプ診断**を受けるのもおすすめです。**この診断で自分の睡眠パターンや生活リズムがわかります**。最適な睡眠パターンがわかれば、日中のパフォーマンスもよくなるでしょう。

ミュンヘンクロノタイプ診断

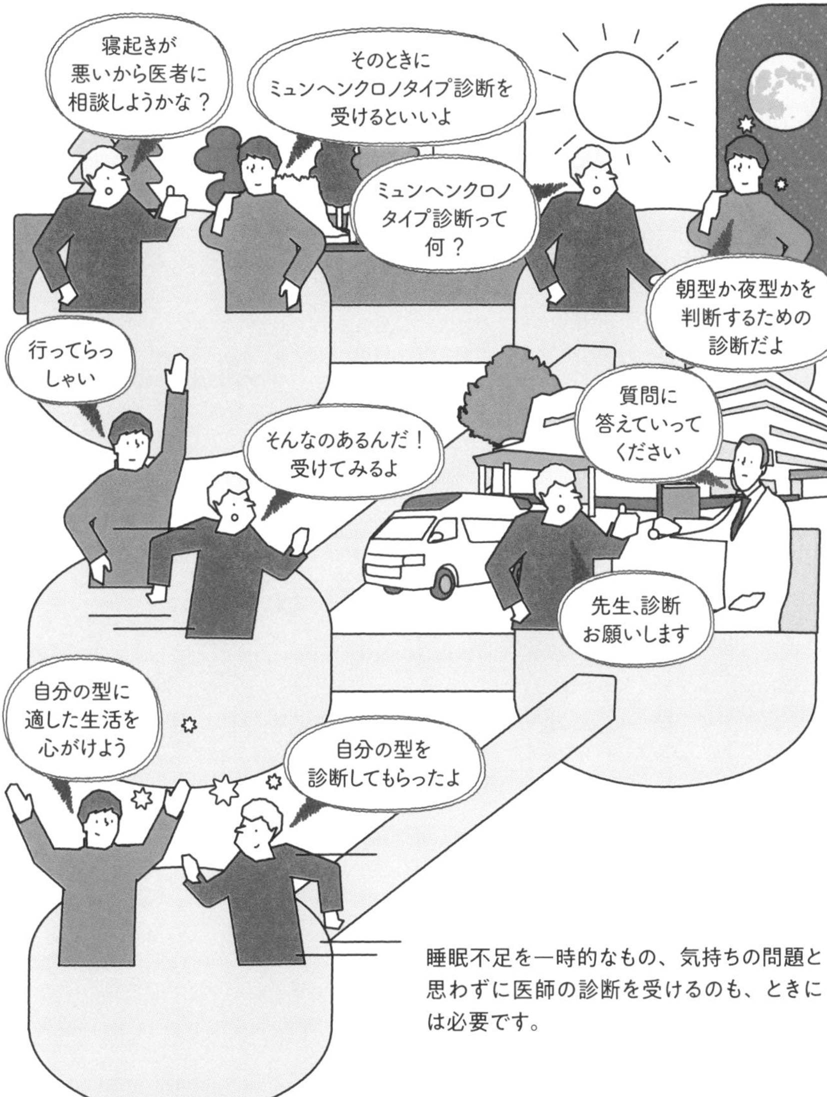
寝起きが悪いから医者に相談しようかな？
そのときにミュンヘンクロノタイプ診断を受けるといいよ
ミュンヘンクロノタイプ診断って何？
朝型か夜型かを判断するための診断だよ
行ってらっしゃい
そんなのあるんだ！受けてみるよ
質問に答えていってください
先生、診断お願いします
自分の型に適した生活を心がけよう
自分の型を診断してもらったよ

睡眠不足を一時的なもの、気持ちの問題と思わずに医師の診断を受けるのも、ときには必要です。

03 寝だめはまったく意味がない

寝だめは意味がありません。恒常的な睡眠不足は脳に悪影響を及ぼします。

睡眠不足や不規則な睡眠は、睡眠の恒常性維持機構のメカニズムを乱し、認知機能の低下や健康問題を引き起こす可能性があります。睡眠の恒常性維持機構は、睡眠圧とも呼ばれ睡眠と覚醒のバランスを保つシステムです。睡眠不足になると、次回の睡眠時間が長くなったりより深い睡眠が増えたりします。**心当たりがある人は睡眠不足の可能性があります**。

こんな人は睡眠不足かも？

いつもより睡眠時間が長い

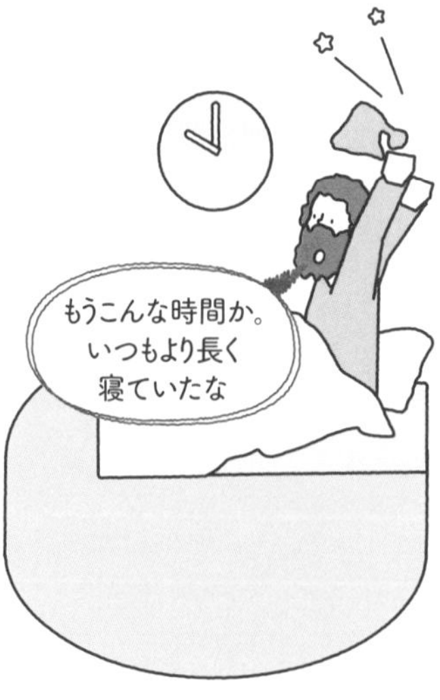
もうこんな時間か。
いつもより長く
寝ていたな

深い眠りが増えた

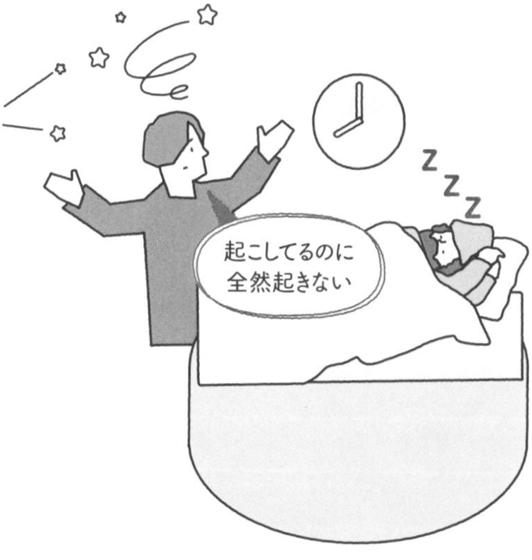
起こしてるのに
全然起きない
Z Z Z

睡眠時間が短い状態が続いたあとに、よく寝られるのは寝不足だった可能性がありますので、注意してください。

睡眠不足を恒常化させてはいけません。睡眠不足であまりに疲労がたまると一瞬だけ眠ってしまう「**フラッシュ睡眠**」を起こしてしまうことがあります。この現象は、「睡眠が足りていない」という脳からの危険信号です。また、**平日は睡眠不足になるから土日にたくさん寝ておこうという、いわゆる「寝だめ」はできません。**

一瞬だけ眠ってしまうフラッシュ睡眠

寝だめはできません。平日も休日もしっかり睡眠をとりましょう。運転中や仕事中に、一瞬だけ眠ってしまうフラッシュ睡眠が起きると大事故につながる可能性があります。

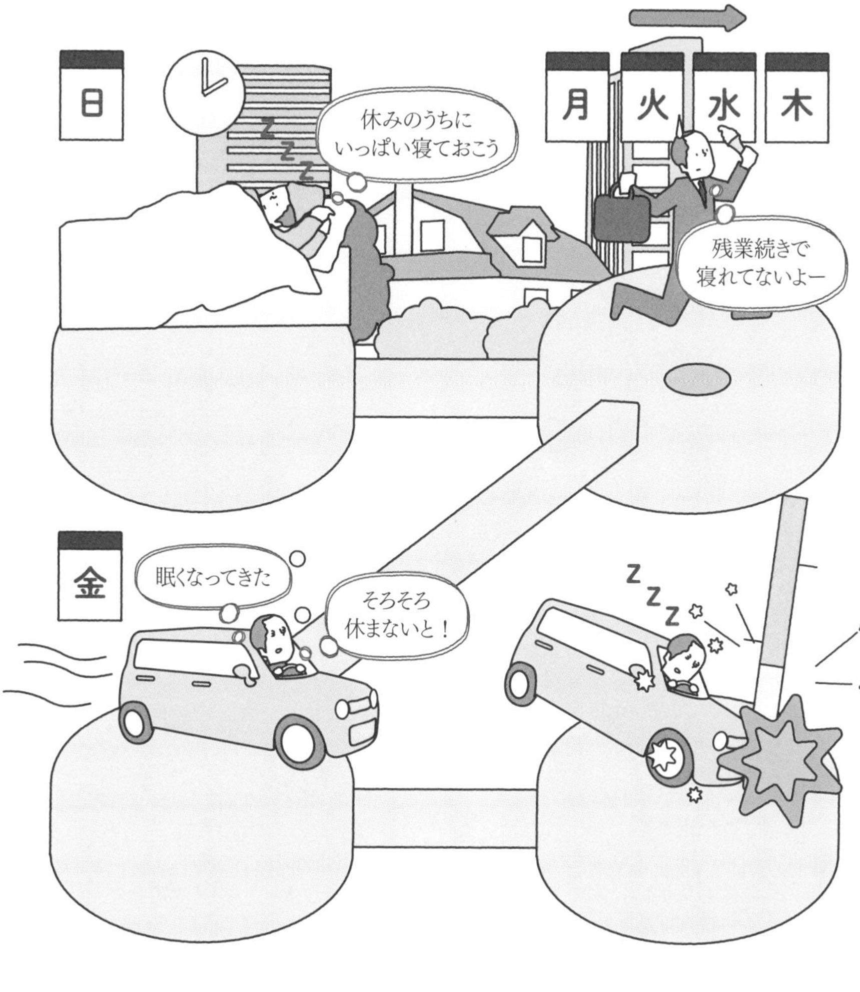
日
休みのうちに
いっぱい寝ておこう
月
火
水
木
残業続きで
寝れてないよー
金
眠くなってきた
そろそろ
休まないと！

KEY WORD → ☑ アデノシン、セロトニン、メラトニン

04 睡眠のために知っておきたい主な脳内物質①

睡眠にかかわる主な脳内物質を知り、質のよい睡眠がとれる習慣を身につけましょう。

眠りたい欲求（睡眠圧）を高めるのが、**アデノシン**という神経化学物質です。アデノシンは覚醒中に蓄積され､活動量が増えると蓄積されやすくなります。**夜、眠くなりにくい人はアデノシンの蓄積が足りない可能性があるので、運動などで意識的に日中の活動量を増やしてみてください**。アデノシンの蓄積は睡眠によって減少します。

アデノシンの蓄積は睡眠で解消する

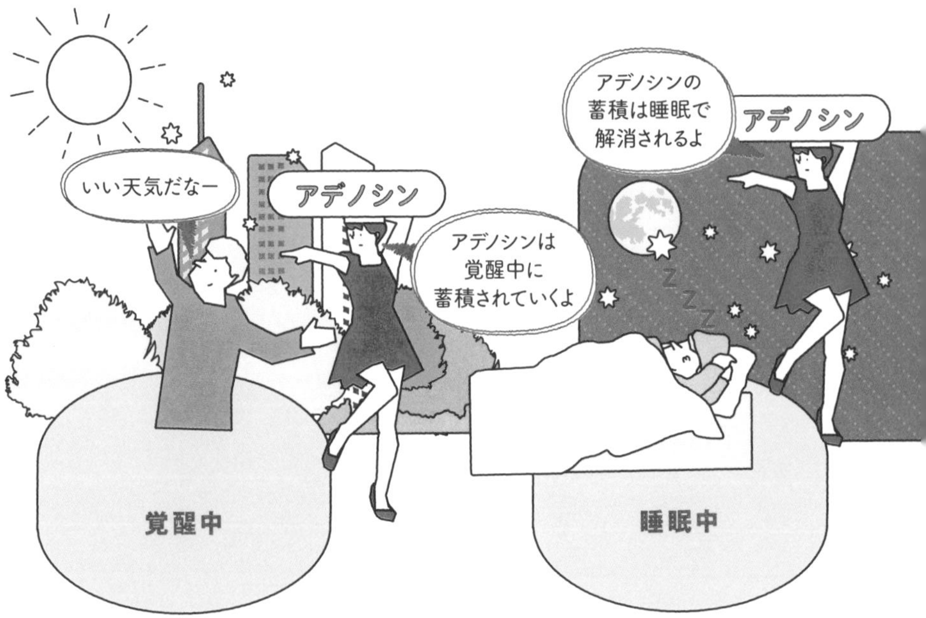
いい天気だなー
アデノシン
アデノシンは
覚醒中に
蓄積されていくよ
覚醒中
アデノシンの
蓄積は睡眠で
解消されるよ
アデノシン
睡眠中

睡眠圧を高めるアデノシンは活動量が増えると蓄積されやすくなります。夜眠くなりにくい人は、日中の活動量を増やしてみましょう。

松果体から分泌される**メラトニン**には自然な眠りを誘う作用がありますが、寝る前に強い光を浴びるとメラトニンの分泌が抑えられ、睡眠リズムが乱れる原因になります。メラトニンの原料にもなる神経物質の**セロトニン**も睡眠に重要な物質です。**日光を浴びたりセロトニンの材料になる栄養素「トリプトファン」が含まれる大豆製品や乳製品をとったりしましょう。**

自然な睡眠をするには？

メラトニンには自然な眠りを誘う作用があります。メラトニンの分泌のために日中は日光を浴びセロトニンを分泌させましょう。

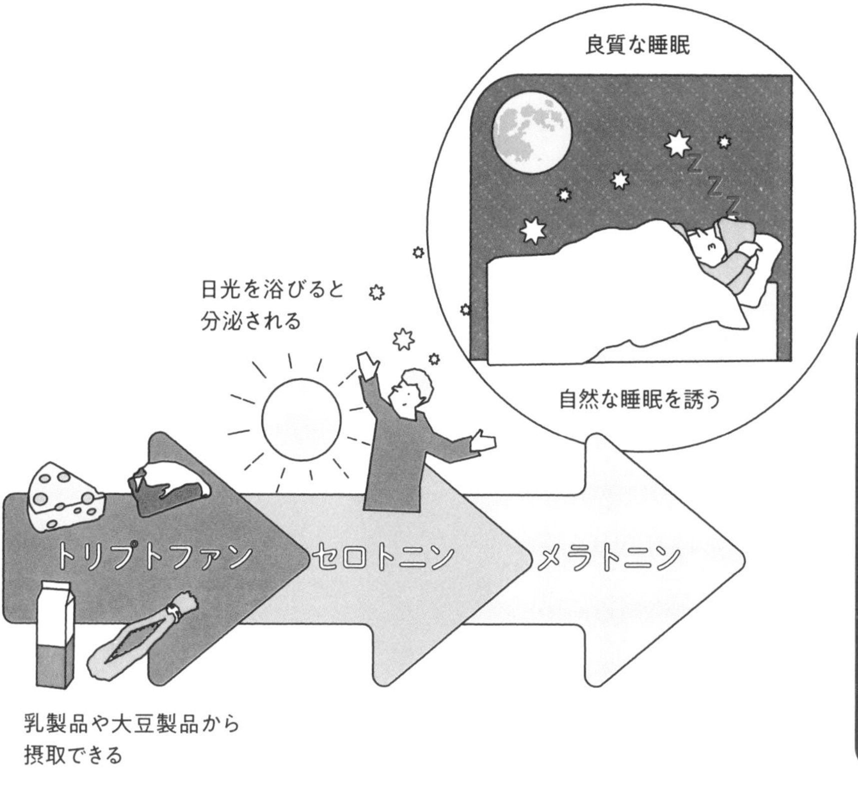
良質な睡眠
日光を浴びると
分泌される
自然な睡眠を誘う
トリプトファン
セロトニン
メラトニン
乳製品や大豆製品から
摂取できる

メラトニンは強い光を浴びると分泌が抑えられます。メラトニンの分泌が抑えられると、睡眠リズムの乱れの原因になる可能性があります。寝る前はテレビやスマホなどの強い光を浴びないようにしましょう。

KEY WORD → γ-アミノ酪酸、オレキシン、ノルアドレナリン

05 睡眠のために知っておきたい主な脳内物質②

睡眠と関係がある脳内物質はまだあります。できることから睡眠によい習慣をはじめましょう。

神経物質の**オレキシン**は覚醒状態の維持、睡眠と覚醒の遷移に重要な役割を果たしています。オレキシンが不足すると、突然眠くなるナルコレプシーなどの睡眠障害の原因になります。オレキシンは最近発見された物質で、さらに研究が進むことが期待されているようです。現在は、**よく噛んで食事をしたり適度な運動をしたりすると、オレキシンの分泌が増えるといわれています。**

オレキシンの分泌を増やすには？

よく噛んで食事をしたり適度な運動をしたりして、オレキシンの分泌を増やしましょう。

よく噛んで食事をする

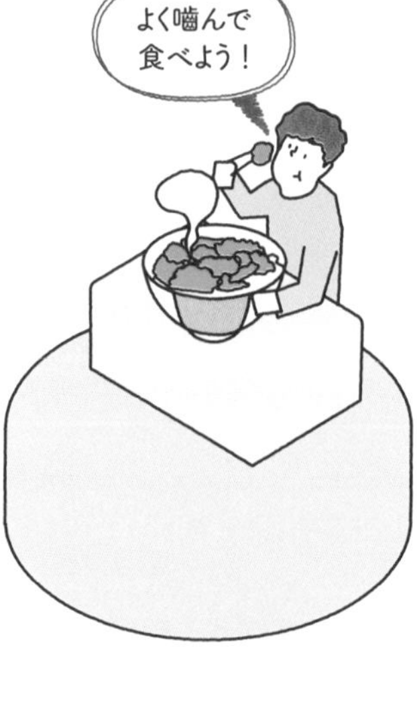

適度な運動をする

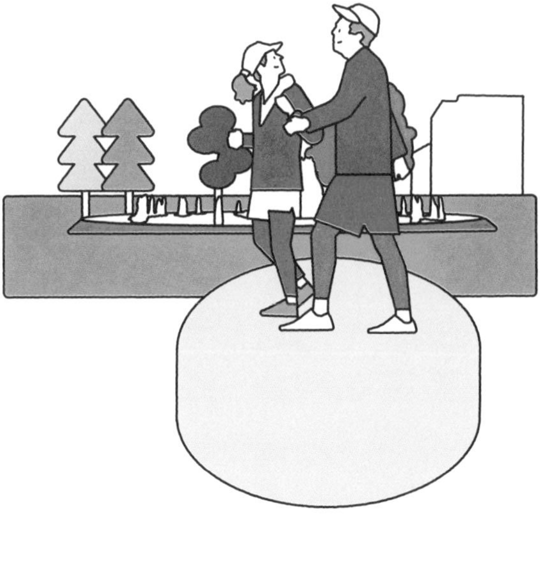

γ-アミノ酪酸は脳内をリラックスさせ睡眠を促進する作用があります。**γ-アミノ酪酸を増やすには、有酸素運動や食品からの摂取が有効と考えられています**。γ-アミノ酪酸はキムチなどの発酵食品やほうれん草などのビタミンB6を含む食品などに含まれます。γ-アミノ酪酸は、レム睡眠中の脳内活動を高める役割がある**ノルアドレナリン**を抑える作用もあるようです。

γ-アミノ酪酸の効果

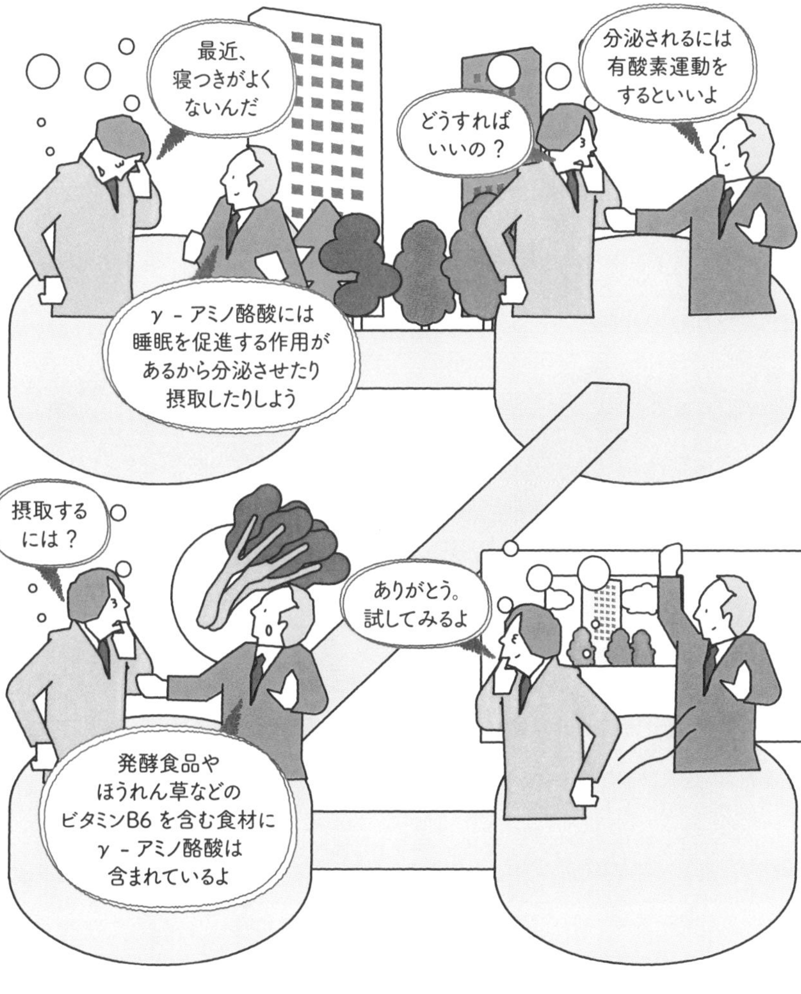

最近、寝つきがよくないんだ
γ-アミノ酪酸には睡眠を促進する作用があるから分泌させたり摂取したりしよう
どうすればいいの？
分泌されるには有酸素運動をするといいよ
摂取するには？
発酵食品やほうれん草などのビタミンB6を含む食材にγ-アミノ酪酸は含まれているよ
ありがとう。試してみるよ

KEY WORD → ☑ 成長ホルモン

06 成長ホルモンは睡眠中に分泌される

睡眠中に分泌される成長ホルモンは、心身の疲労を取り除く効果があります。

睡眠中に成長ホルモンが分泌され、脳や体が修復されます。肌の新陳代謝も促されるので、ハリツヤのある肌を目指すなら夜更かしせず早く寝るべきです。よく寝てスッキリ起きられた日に肌の調子がいいのは、成長ホルモンがちゃんと分泌された証拠といえるでしょう。もちろん、この成長ホルモンは子どもの成長にも関係しています。

成長ホルモンの働きはさまざま

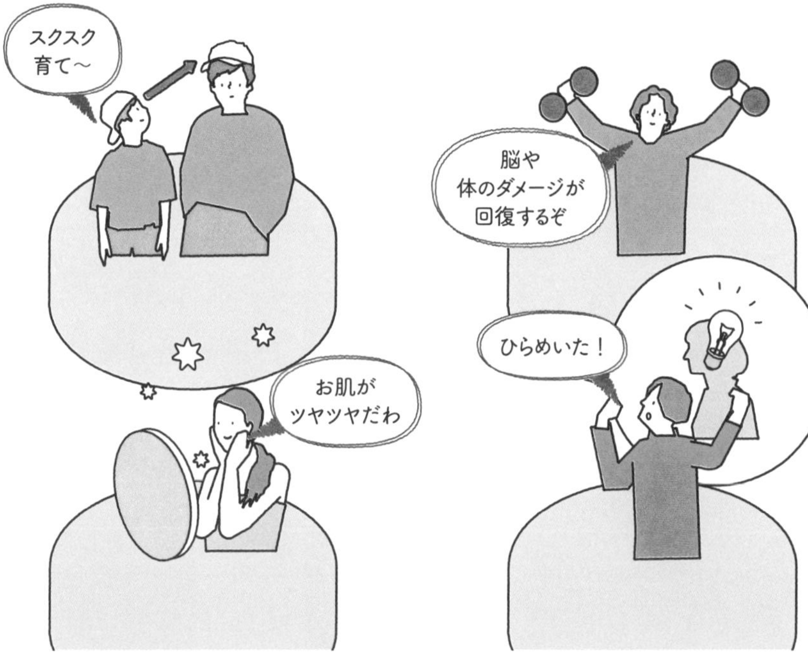
スクスク
育て～
脳や
体のダメージが
回復するぞ
お肌が
ツヤツヤだわ
ひらめいた！

成長ホルモンは子どもの成長に関係しますが、ほかにも脳や体を修復したり朝起きたときに、肌の調子をよくしたりする働きがあります。

脳や体の修復を担う成長ホルモンですが、年齢を重ねると分泌量が減少してしまいます。成長ホルモンの分泌は睡眠中に増えるので、睡眠をしっかりとりましょう。また、**筋トレも効果的です**。いきなり負荷が重い筋トレをすると足腰を痛める可能性があるので、まずは腕立て伏せや腹筋運動などを無理せずにゆっくりと行うとよいでしょう。

筋トレで成長ホルモンを分泌させる

成長ホルモンは加齢に伴い分泌量が減少していきますが、睡眠や筋トレなどによって分泌させることができます。ですので、質のよい睡眠を心がけたり無理のない程度の軽い筋トレをしたりしましょう。

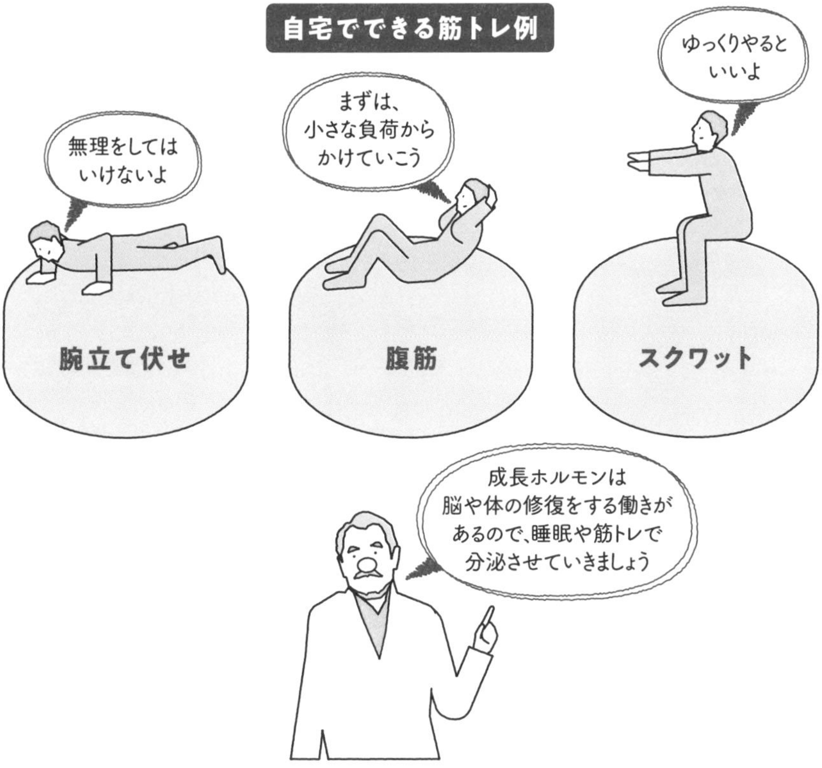
自宅でできる筋トレ例
無理をしては いけないよ
腕立て伏せ
まずは、小さな負荷から かけていこう
腹筋
ゆっくりやると いいよ
スクワット
成長ホルモンは 脳や体の修復をする働きが あるので、睡眠や筋トレで 分泌させていきましょう

いきなり大きな負荷をかけるなどの筋トレは、肩や腰を痛める原因になります。慣れないうちは無理をせずに小さな負荷をかけることからはじめましょう。筋トレは1回の動作を時間をかけて行うのがおすすめです。

07 不安や疲労は脳が発する危険信号

なんともいえない不安や倦怠感に襲われたことがある人もいるでしょう。それは睡眠不足が原因かもしれません。

体調は悪くないのに、ふとなんともいえない不安や恐怖感に襲われることはありませんか？　**仕事や趣味が忙しくハイになっていると眠くならないこともありますが、そのまま眠らずにいると心臓や脳はダメージを受けてしまいます。**その最悪の結果として、うつ病になってしまうことも。不安や恐怖感、倦怠感は、心や体を守るための**脳からの危険信号**の場合があります。

不安や恐怖感は脳からの危険信号かも？

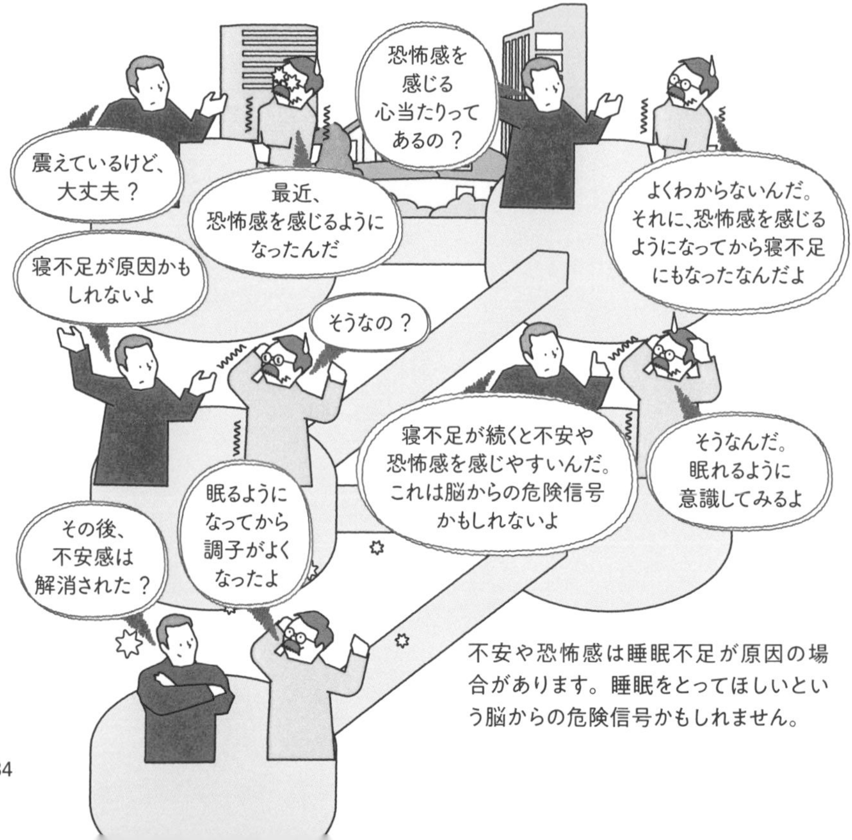
震えているけど、大丈夫？
最近、恐怖感を感じるようになったんだ
恐怖感を感じる心当たりってあるの？
よくわからないんだ。それに、恐怖感を感じるようになってから寝不足にもなったなんだよ
寝不足が原因かもしれないよ
そうなの？
寝不足が続くと不安や恐怖感を感じやすいんだ。これは脳からの危険信号かもしれないよ
そうなんだ。眠れるように意識してみるよ
その後、不安感は解消された？
眠るようになってから調子がよくなったよ

不安や恐怖感は睡眠不足が原因の場合があります。睡眠をとってほしいという脳からの危険信号かもしれません。

眠るためには、朝日を浴びる、昼間に運動をする、決まった時間に食事をするなど基本的な生活習慣を意識して体内時計を整えることが大事です。また、夜にスマホなどから発せられるブルーライトを浴びると眠りが妨げられるといわれていましたが、ブルーライトがあまり出ないスマホもありますし、受動的な視聴なら問題はないようです。

眠るためには体内時計を整えるのが大切

ちゃんと眠るためには体内時計を整えるのが大切です。朝日を浴びたり昼間に運動したり決まった時間に食事をしたりしましょう。

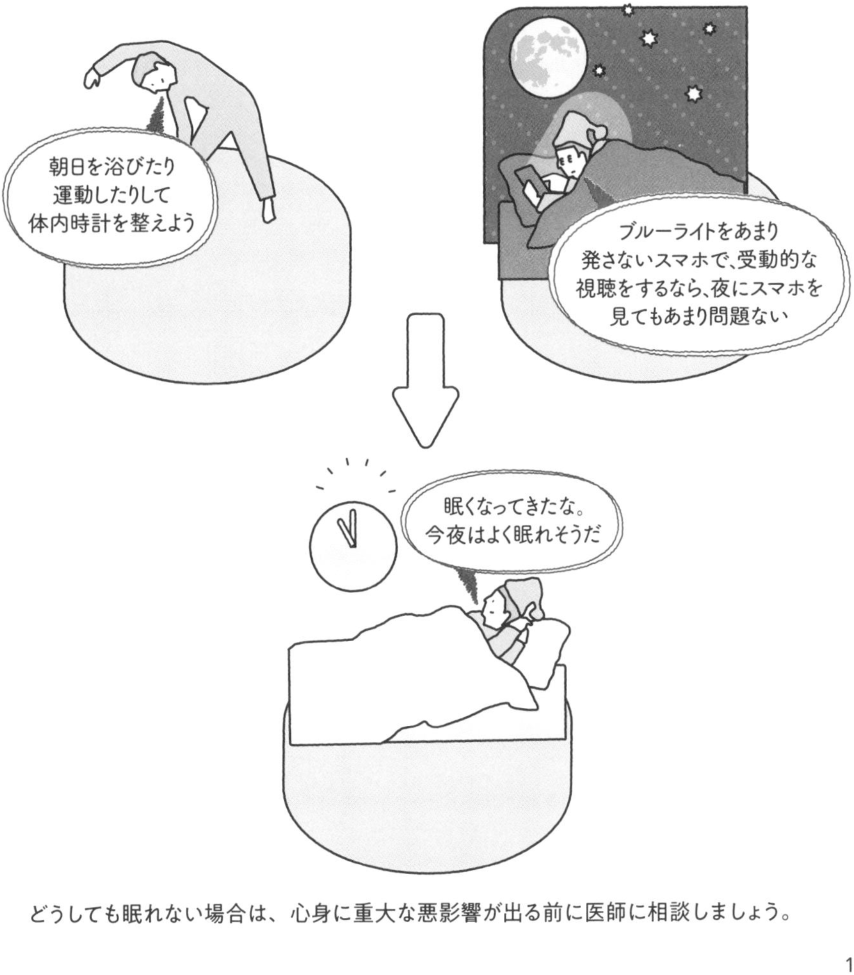
朝日を浴びたり
運動したりして
体内時計を整えよう
ブルーライトをあまり
発さないスマホで、受動的な
視聴をするなら、夜にスマホを
見てもあまり問題ない
眠くなってきたな。
今夜はよく眠れそうだ

どうしても眠れない場合は、心身に重大な悪影響が出る前に医師に相談しましょう。

08 うつ病は脳の病気？

睡眠不足は体の不調のはじまりです。前ページまでに紹介した方法を試すなどして、睡眠をしっかりととりましょう。

憂うつになる、やる気が出ないなどの精神的な症状や食欲がない、疲れやすいなどの身体的な症状の原因は**うつ病**の可能性があります。うつ病については未解明なものが多くありますが、**うつ病患者には不眠を呈する睡眠障害がみられるケースが多いようです**。少しの異変が最悪の結果を招く可能性があるので、心身の不調を感じたら無理をせずに医師に相談しましょう。

未解明なことが多いうつ病

憂うつ、やる気が出ない、疲れを感じる、食欲がないなど、精神・身体的不調はうつ病が原因かもしれません。うつ病患者には不眠を呈する睡眠障害がみられるケースが多いようです。不調を感じる・感じないにかかわらず、しっかりと睡眠をとり心身の不調を予防しましょう。

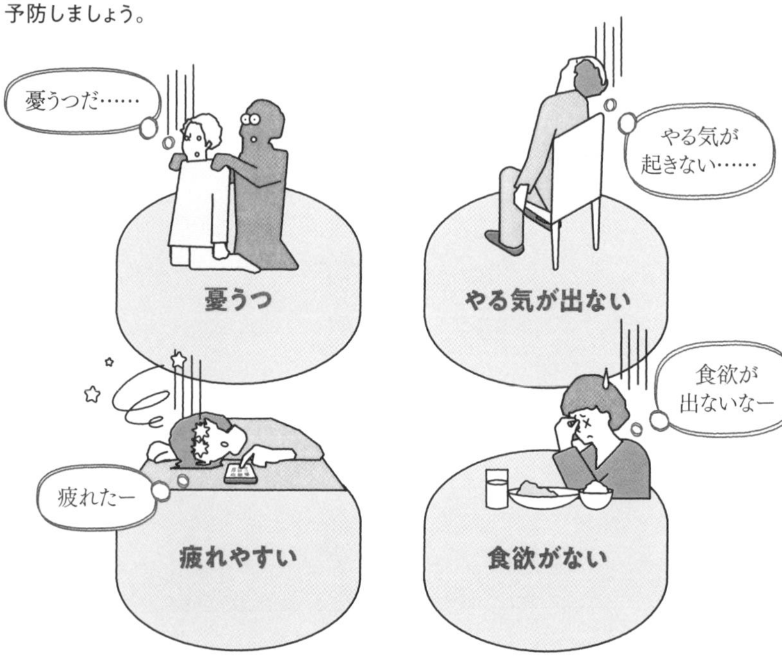
憂うつだ……
憂うつ
やる気が起きない……
やる気が出ない
疲れたー
疲れやすい
食欲が出ないなー
食欲がない

うつ病は脳の病気といわれるようになりました。うつ病の状態になると、セロトニン・ノルアドレナリン・ドーパミンの脳内のバランスが崩れたり欠乏したりします。脳由来神経栄養因子の不足も生じて記憶の書き換えが困難になることもあるようです。うつ病との因果関係の向きはわかりませんが、寝不足は大事なシグナルです。

5日間寝不足が続くと危険

国立精神・神経医療研究センターの発表によると、寝不足が5日間続くと抑うつ傾向が強まるそうです。毎日決まった時間に就寝し寝不足にならないようにしましょう。

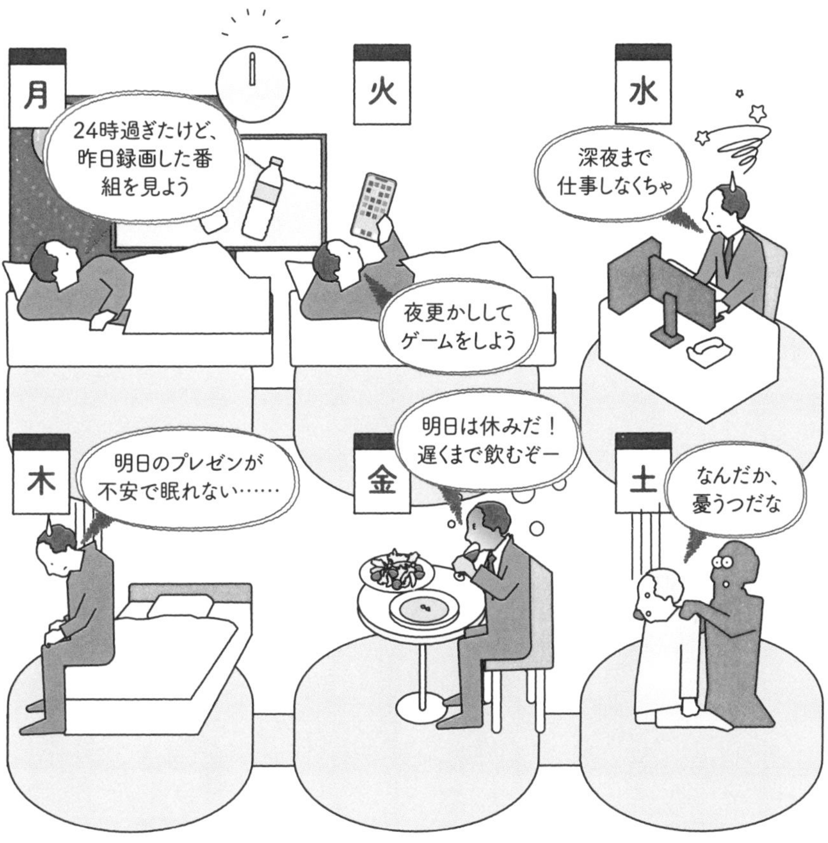

月
24時過ぎたけど、昨日録画した番組を見よう
火
夜更かししてゲームをしよう
水
深夜まで仕事しなくちゃ
木
明日のプレゼンが不安で眠れない……
金
明日は休みだ！遅くまで飲むぞー
土
なんだか、憂うつだな

09 瞑想をすると海馬の体積が大きくなる

最近記憶力が低下してきたと思ったら、心を鎮めて集中し、リラックスする「瞑想」をしてみましょう。

脳にある海馬は、記憶の保存場所。海馬は、疲労がたまったりストレスを感じたりすると小さくなって、記憶力に影響が出てしまうことがあります。海馬を大きくするためには、**瞑想**が有効だそうです。**ハーバード・メディカルスクール精神医学部のサラ・レイザー准教授の論文によると、8週間瞑想していない人に比べて、瞑想した人は海馬の体積が大きくなったといいます。**

デリケートな海馬はストレスに弱い

海馬は記憶や感情にかかわる脳の一部。慢性的なストレスに弱く、萎縮すると新しい情報を覚えにくくなったりもの忘れをしやすくなったりします。不快感にかかわる島皮質と、それを調整する前部帯状回の接続も強化されます。

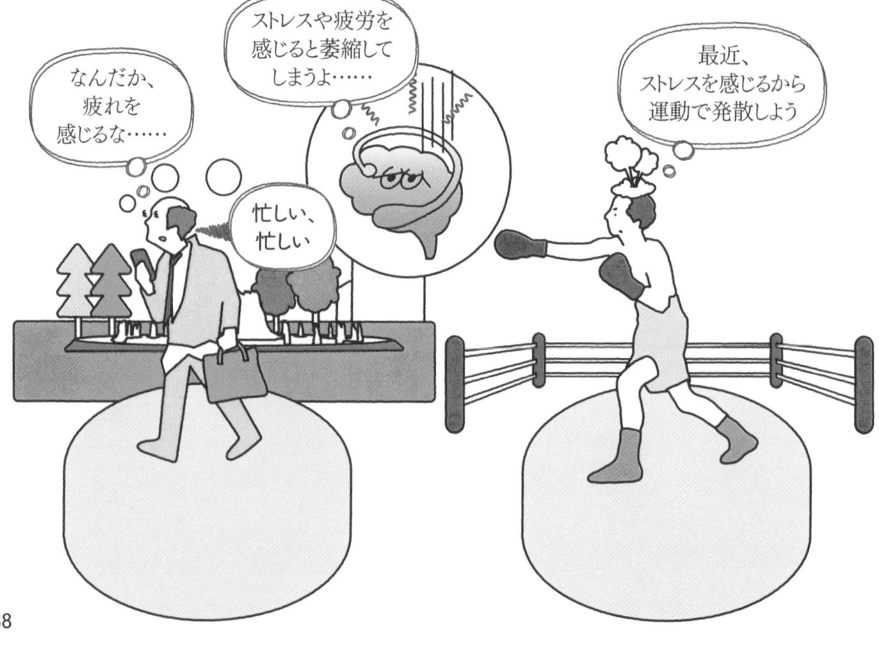
なんだか、疲れを感じるな……
ストレスや疲労を感じると萎縮してしまうよ……
忙しい、忙しい
最近、ストレスを感じるから運動で発散しよう

海馬は記憶力や感情の調節にかかわるといわれています。だから、海馬が大きくなる瞑想をすると、心が鎮まり、思考もフラットになり健康な状態に戻るのでしょう。**瞑想を就寝前に行うと睡眠の質も上がります**。また、瞑想は何ともいえない不全感にかかわる島皮質と脳内の調整役、前部帯状回とのつながりも強化されるそうです。

1日1回、3分の瞑想を習慣に

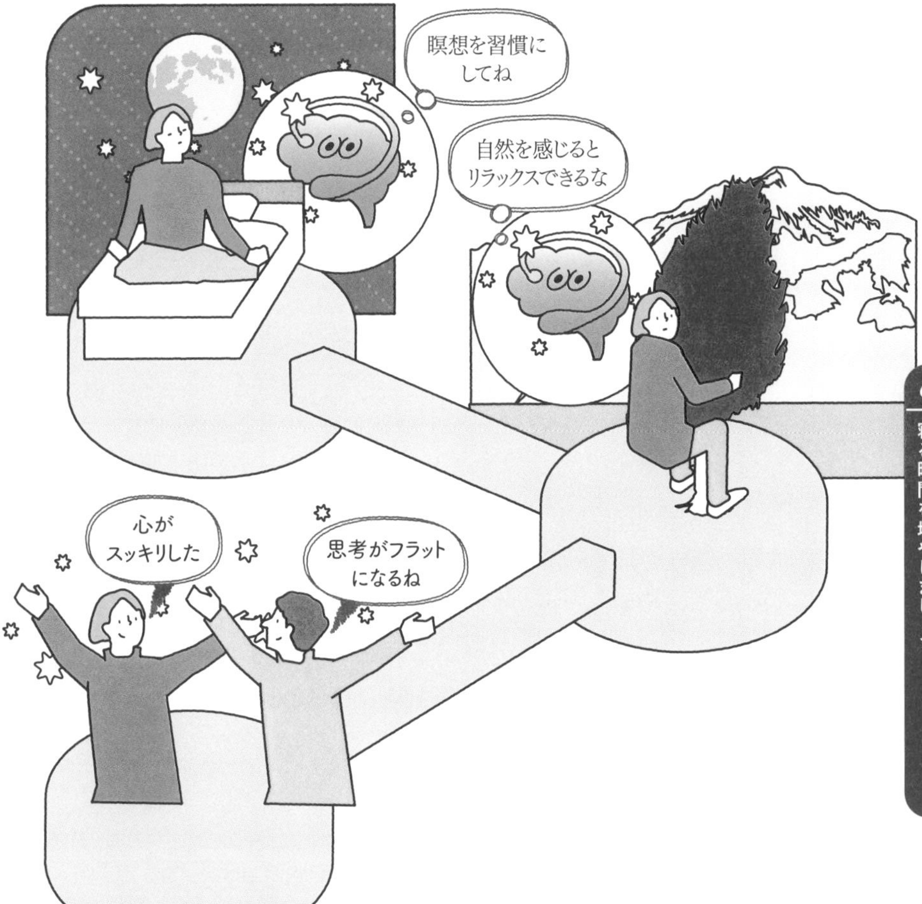

瞑想を習慣にしてね
自然を感じるとリラックスできるな
心がスッキリした
思考がフラットになるね

瞑想や自然との触れあいを習慣にしてみましょう。海馬によい影響が出るかもしれません。

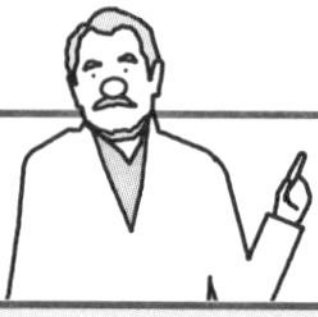

Column 06

アルツハイマー病などの認知症は高学歴化で発症率が低下している

　アルツハイマー病は認知症の６割以上を占める病気です。最初は軽度のもの忘れからはじまることが多く、病気が進行するにつれて、日常的なタスクの実行が困難になります。新しい情報を覚えるのが難しくなることからはじまり、徐々に過去の思い出や知っている人々の名前なども忘れるようになります。判断力や思考能力の低下が見られ、日常的な判断が難しくなります。怒りやすくなったり、抑うつ、ひきこもりなどの行動や気分の変化を示すこともあります。また、言葉を見つけるのが難しくなり、会話が混乱したり同じことを繰り返したりすることが増えます。日付や季節、現在の場所を忘れることもあります。そして、病気の後期には、歩行や食事、身だしなみのケアなどの日常的なタスクが難しくなります。

　ところで、アルツハイマー病は増えているのでしょうか。たしかに実数は増えていますが、年齢層別の発症率を見ると、減っていることが報告されています。発生率が減った原因のひとつに、高学歴化が挙げられています。高い学歴や定期的な知的活動が認知的な予備力を高め、脳に損傷が起きても症状として現れにくい、高学歴者のほうが認知症に予防的に働く健康習慣があることなどによるのではないかと考えられています。

先ごろアルツハイマー病の原因に直接的に働きかける治療薬が承認されました。「レカネマブ」といいます。これはアルツハイマー病の原因物質であるアミロイドβを減らす薬で、早期の患者さんへの２週間に１回の点滴を１年半行うことで症状の悪化を27%程度抑え、トータル2、３年は進行を遅らせると推定されています。

現在、普通の注射での効果の検証も行われつつあり有望のようです。アミロイドβは発症の20年ほど前から蓄積がはじまっていることがわかっているので、症状が出る前からの投与が有効である可能性があり、その治験も行われています。

2013年時点では70代後半で1割強、80代後半では4割、90代前半では５割強、95歳以上で７割強の人が認知症を発症していますが、60代後半くらいから治療が開始されるようなら、アルツハイマー病の激減が期待できるかもしれません。

みなさんやお子さんはアルツハイマー病を心配しなくてもいい時代を生きていけるのかもしれません。

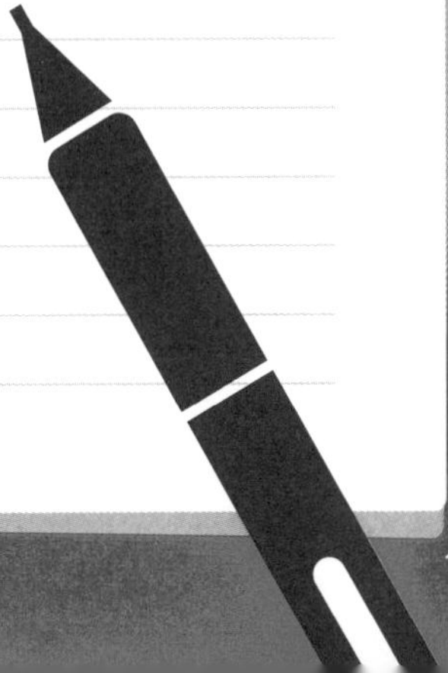

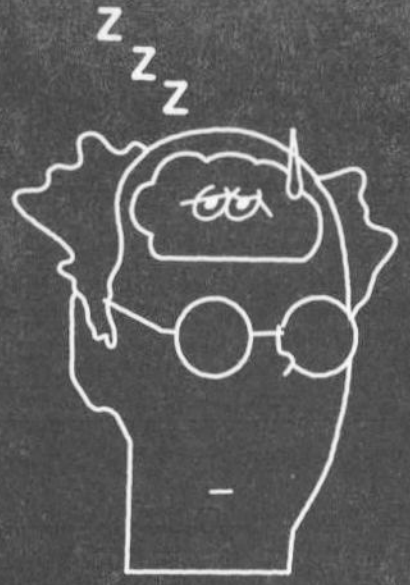

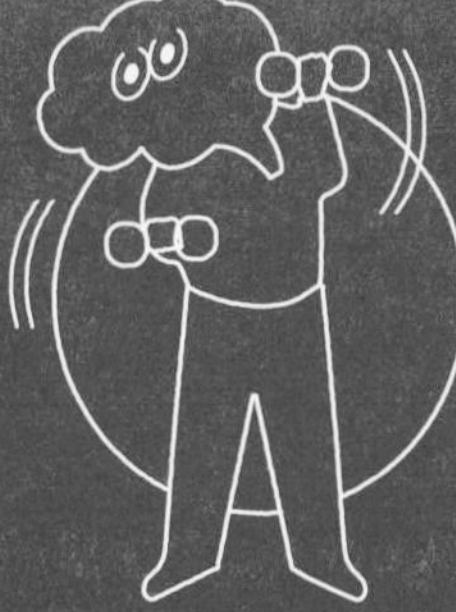

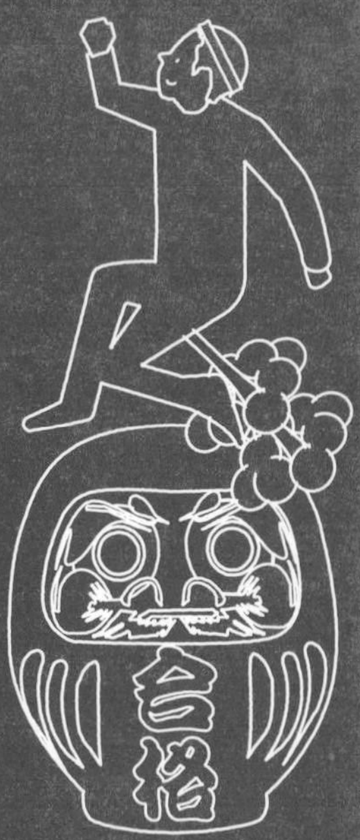

Chapter 7

NOUNOKITAEKATA
mirudake notes

こう思っておくと脳にはお得

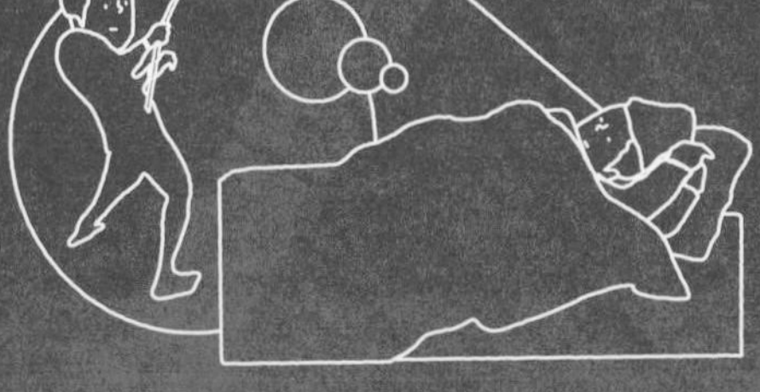

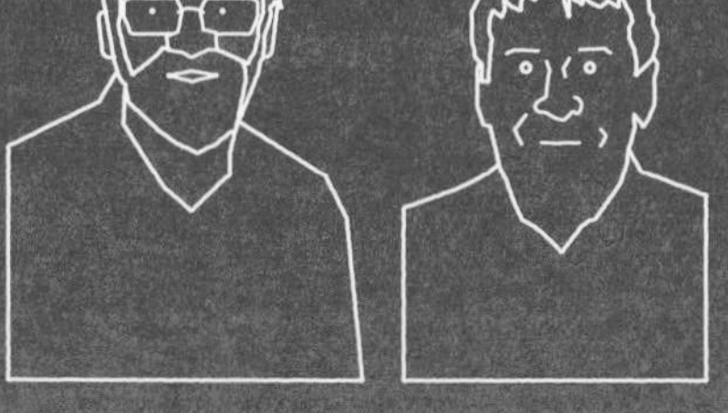

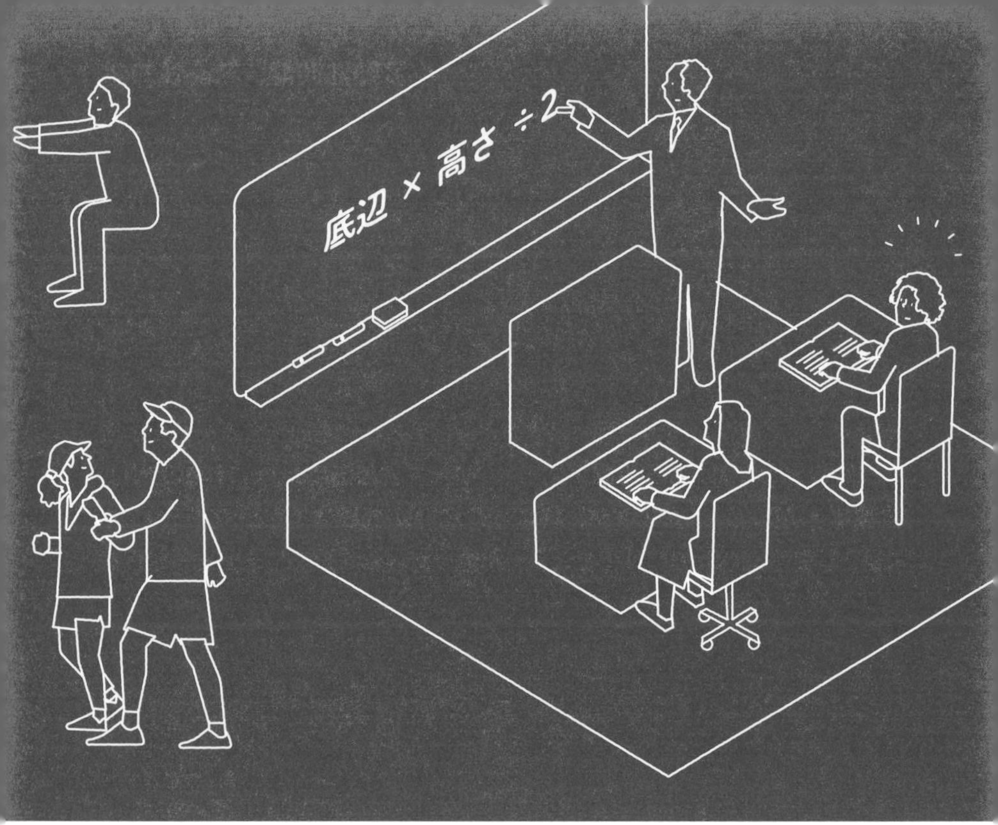

脳には思い込みが効きます。 高いといわれれば、 ワインはおいしくなります。 痛み止めといわれ錠剤を飲めば、 痛みは軽減します。 本Chpterでは、 こう思っておくと脳にはお得！というような、 脳的にプラスに働くお話をまとめてみました。

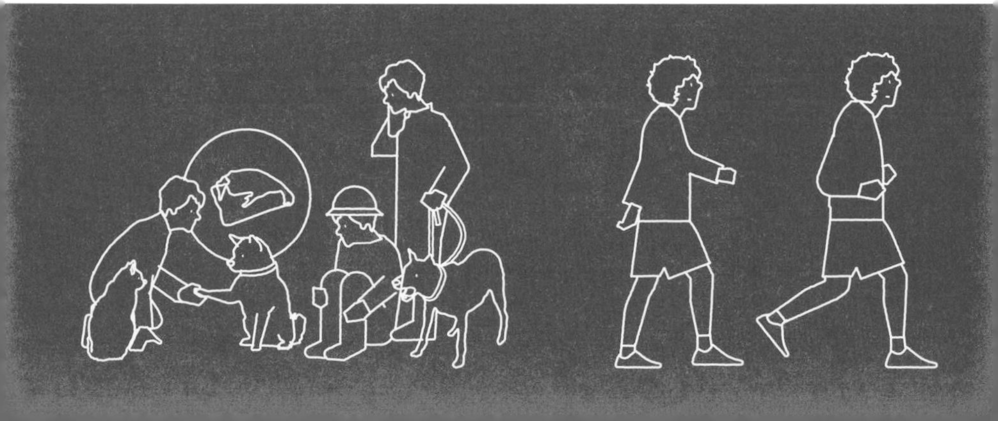

KEY WORD → ☑ 流動性知能、結晶性知能

01 中年期でピークを迎える能力もある

年をとるほど賢くなると思ったほうが脳にはお得です。反対に、年齢を重ねる＝能力が衰える、と思うと損です。

単語などを覚えて、あとで思い出すのが再生テスト。単語リストを見せ、覚えたのはどれと聞くのを再認テストといいます。**加齢によってこれらのテスト成績は下がりそうなものですが、実は再認テストの成績は年をとってもそう大きく低下しません**。しかし、「年をとると記憶力が落ちる」とレクチャーされるとその成績は落ちてしまいます。

再生テストと再認テスト

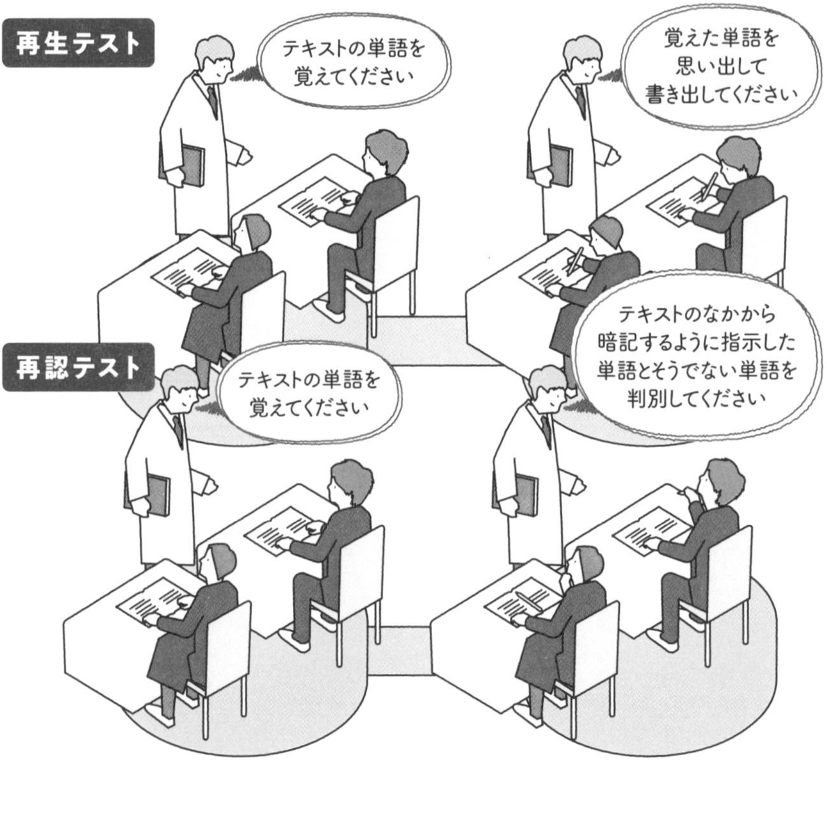
再生テスト
テキストの単語を覚えてください
覚えた単語を思い出して書き出してください
再認テスト
テキストの単語を覚えてください
テキストのなかから暗記するように指示した単語とそうでない単語を判別してください

新しいものを学習したり覚えたりするような、経験の影響を受けることが少ない知能を流動性知能、知恵や知識、経験に基づいた能力を結晶性知能といいます。**結晶性知能は年齢を重ねてさまざまなことを経験するほど伸びます**。能力は流動性知能と結晶性知能の合わせ技です。中年期に結晶性知能が伸びることでピークを迎える能力は、集中力や感情感知力などさまざまあります。

中年期でピークになる能力

中年期でピークとなる能力は多くあります。集中力は43歳、感情認知力は48歳、基本的な計算力・新しい情報を学び理解する能力は50歳、語彙力は67歳がピークという報告もあります。

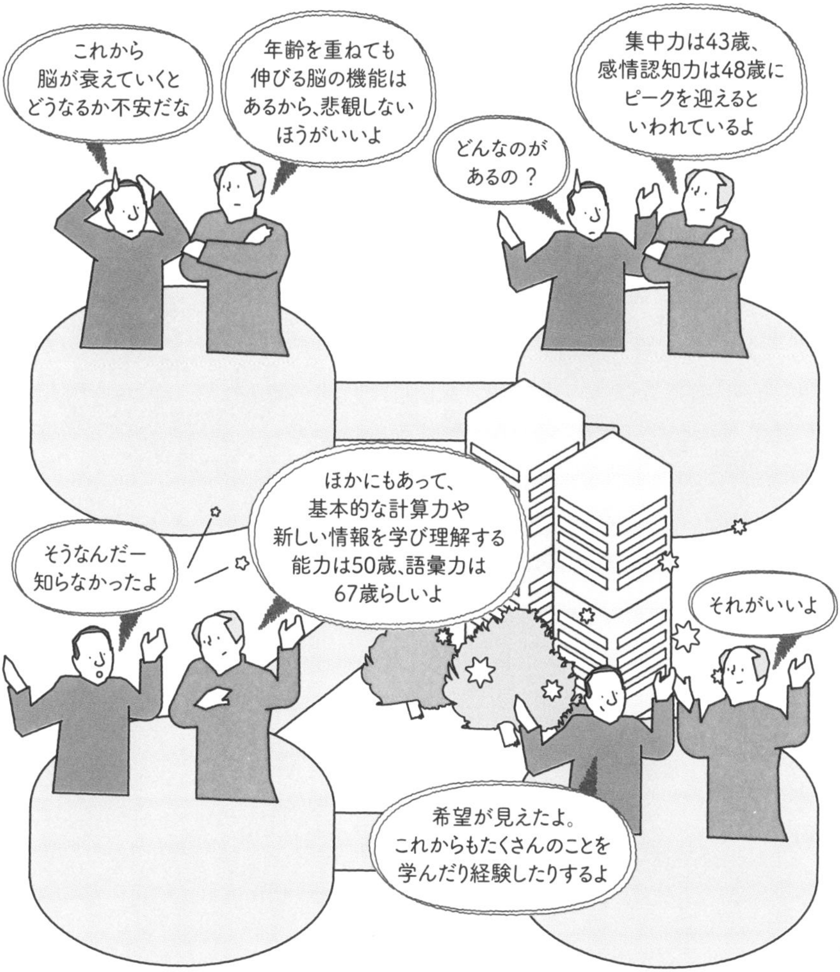
これから脳が衰えていくとどうなるか不安だな
年齢を重ねても伸びる脳の機能はあるから、悲観しないほうがいいよ
どんなのがあるの？
集中力は43歳、感情認知力は48歳にピークを迎えるといわれているよ
そうなんだー知らなかったよ
ほかにもあって、基本的な計算力や新しい情報を学び理解する能力は50歳、語彙力は67歳らしいよ
それがいいよ
希望が見えたよ。これからもたくさんのことを学んだり経験したりするよ

KEY WORD → ☑ 三位一体脳仮説

02 脳は三層構造になっているということにしてしまおう

人らしい脳を働かせるために、人間脳的な部分だけでなく、爬虫類的な部分や哺乳類的な部分も満足させましょう。

かつて一世を風靡したポール・マクリーンの「**三位一体脳仮説**」をざっくりいいますと、**人間の脳は生命維持や本能に関する働きをする「脳幹（爬虫類脳）」、好き嫌いなどの感情や記憶などに影響を与える「大脳辺縁系（哺乳類脳）」、人間特有の言語能力や倫理的思考などを司る「大脳新皮質（人間脳）」の三層から構成されるという考えです。**

三位一体脳仮説とは

爬虫類脳は本能や生命維持に関する働きをし、哺乳類脳は好き嫌いなどの感情や記憶、人間脳は人間的な言語や論理的思考を司っているとマクリーンは考えました。

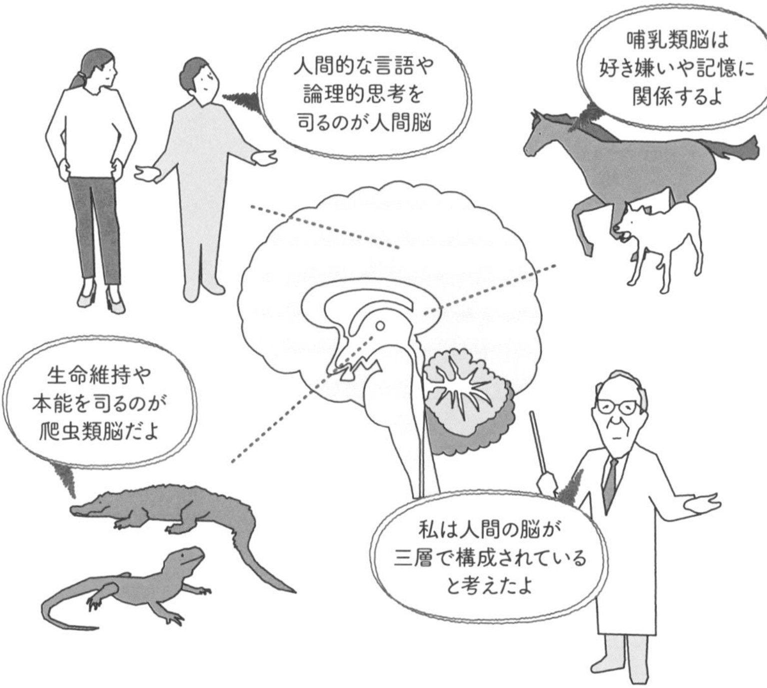
人間的な言語や
論理的思考を
司るのが人間脳
哺乳類脳は
好き嫌いや記憶に
関係するよ
生命維持や
本能を司るのが
爬虫類脳だよ
私は人間の脳が
三層で構成されている
と考えたよ

人間脳（大脳新皮質）といいますが、鳥も人間脳に相当する脳構造（かつては大脳基底核とネーミングされていましたが）を持っています。そのほかの動物にも三層に相当する脳があるといわれています。とはいえ、脳は進化の過程でさまざまな動物の要素を包含してきました。**頭を働かせるには、マクリーンのいう二層の充実も大事だ、というのはその通りです。**

人の脳の構成は特別ではない

プロローグ1で解説しましたように、人とほかの生物との間に脳の構成に大きな違いはありません。そのため、脳を使ったり鍛えたりするには、人間脳だけでなく爬虫類脳や哺乳類脳の充実も大切になるでしょう。

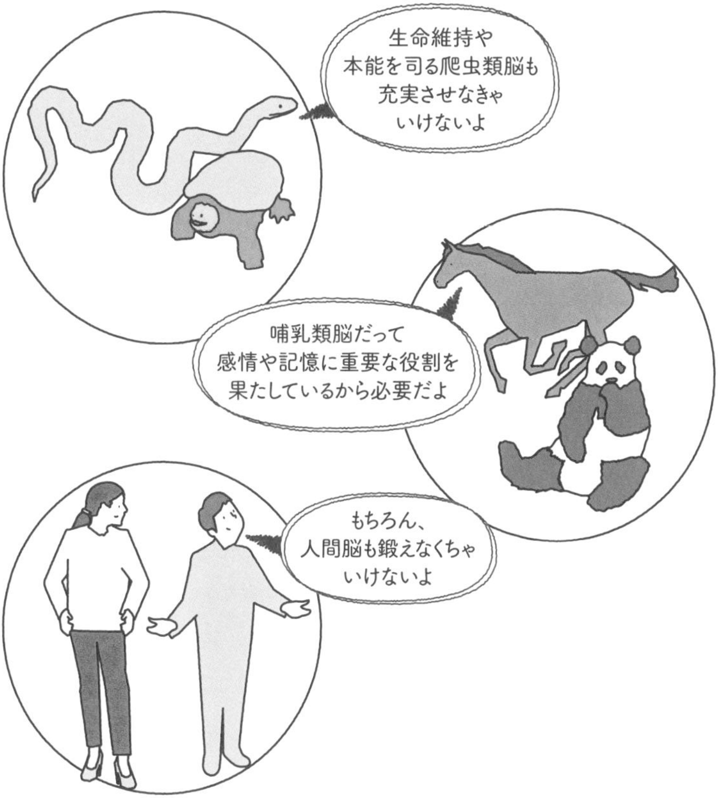
生命維持や
本能を司る爬虫類脳も
充実させなきゃ
いけないよ
哺乳類脳だって
感情や記憶に重要な役割を
果たしているから必要だよ
もちろん、
人間脳も鍛えなくちゃ
いけないよ

人間的に脳を働かせるには言語や論理的思考が重要と思いがちですが、本能や生物的な感情もときには大切になることがあるでしょう。

03 我慢には容量がある

我慢は自我を消耗させ、自分の意志で動く力を奪ってしまうかもしれません。我慢は続けないようにしましょう。

我慢は毒です。**我慢などをして自我を消耗すると、自分の意志で行動できなくなる可能性があります**。こんな実験があります。目の前のクッキーを食べることを許可されたグループと我慢を命じられたグループに、難しいパズルを解く課題を与えました。クッキーを食べることを許可されたグループは長時間課題に取り組みましたが、我慢を命じられたグループはすぐに諦めました。

我慢は毒

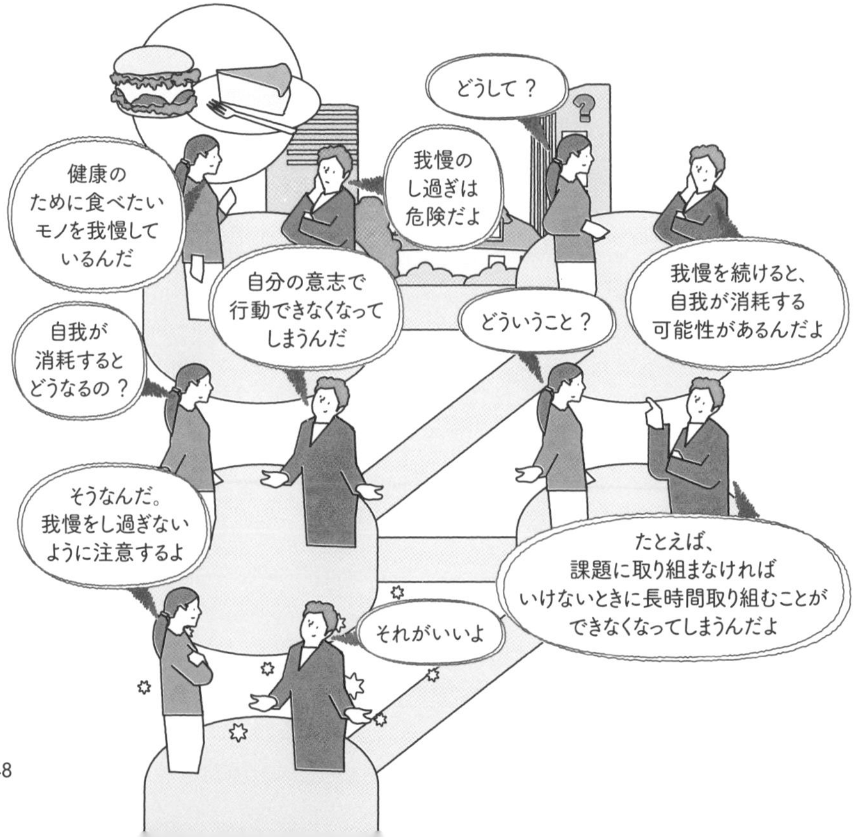
健康のために食べたいモノを我慢しているんだ
我慢のし過ぎは危険だよ
どうして？
我慢を続けると、自我が消耗する可能性があるんだよ
自我が消耗するとどうなるの？
自分の意志で行動できなくなってしまうんだ
どういうこと？
たとえば、課題に取り組まなければいけないときに長時間取り組むことができなくなってしまうんだよ
そうなんだ。我慢をし過ぎないように注意するよ
それがいいよ

我慢を命じられたグループは、自分の意志で我慢を続けたことで「我慢の蓄え」が消耗し、新たに命じられた課題に取り組めなかったのではと考えられているようです。人間関係や物欲、食欲など、**生活するうえで我慢をすることはときに必要ですが、自我を消耗しないためにも必要以上に我慢をしないようにしましょう。**

我慢し過ぎないようにしよう

日常生活のなかでは多くのことを我慢する必要がありますが、我慢をし過ぎるのはよくありません。我慢を続けて自我が消耗して、自分の意志で動けなくならないように、我慢をし過ぎないようにしましょう。

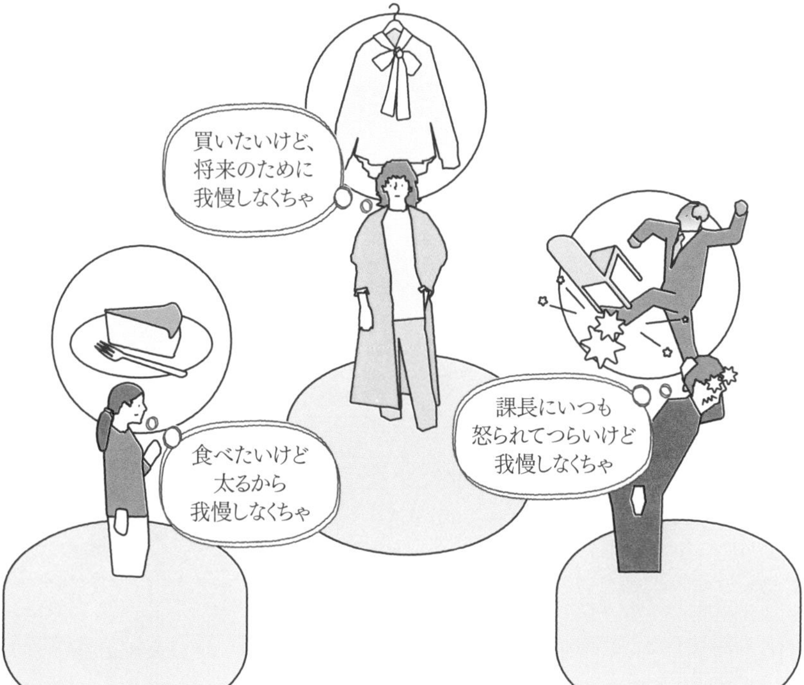
買いたいけど、
将来のために
我慢しなくちゃ
課長にいつも
怒られてつらいけど
我慢しなくちゃ
食べたいけど
太るから
我慢しなくちゃ

食べたいモノや買いたいモノ、人付き合いなど、我慢しなければいけないことが多いでしょうが、ときには我慢をせずに自分のしたいことをしたり、いいたいことをいったりすることも必要です。我慢がストレスになり脳に悪影響を与えてしまっては我慢をした意味がなくなります。我慢には容量があると覚えておいてください。

04 汚い言葉には自分を守る効果がある？

汚い言葉を相手に向かっていってはいけませんが、ひとり言として言葉にすると自分を守る効果があるようです。

我慢はよくないといっても、日常生活では理不尽な要求をされたり気乗りしない仕事をしなければいけなかったりするなど、我慢しなければいけないことが多くあるでしょう。そんなとき「馬鹿野郎」「チクショー」などの、**汚い言葉**を使うと我慢が長続きします。**汚い言葉を使うのに抵抗を感じる人もいるでしょうが、脳のためと思い、こそっと言葉にしてください。**

汚い言葉をいうと、我慢が長続きする

汚い言葉を使うのに抵抗を感じる人もいるでしょうが、脳のためと思い汚い言葉を使ってみるのもいいでしょう。

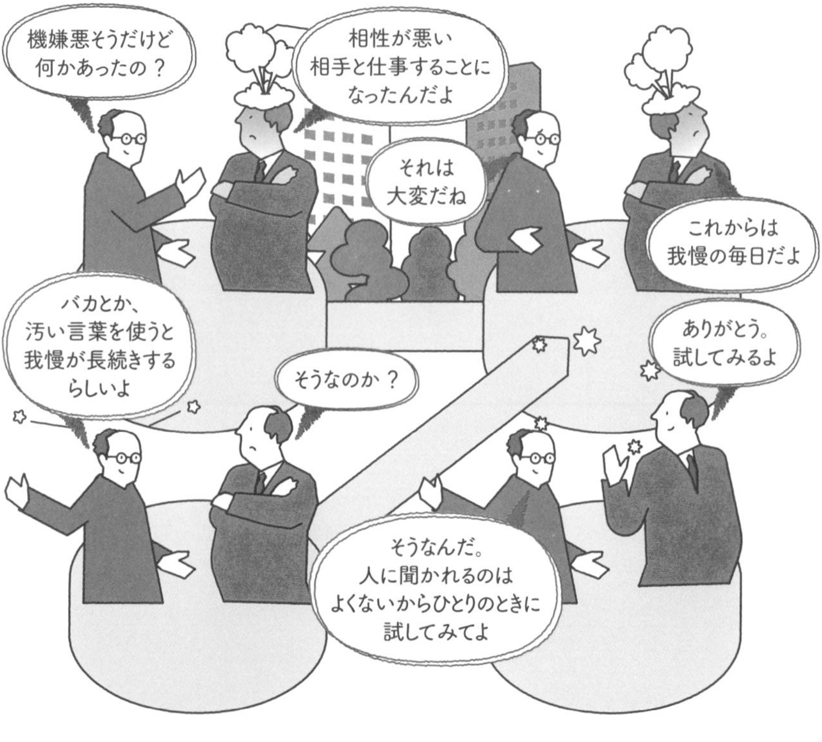
機嫌悪そうだけど
何かあったの？
相性が悪い
相手と仕事することに
なったんだよ
それは
大変だね
これからは
我慢の毎日だよ
バカとか、
汚い言葉を使うと
我慢が長続きする
らしいよ
そうなのか？
そうなんだ。
人に聞かれるのは
よくないからひとりのときに
試してみてよ
ありがとう。
試してみるよ

汚い言葉は、心の痛みも小さくしてくれるそうです。汚い言葉が我慢を長続きさせたり心の痛みを小さくさせたりする理由はさまざまあるようですが、そのひとつに汚い言葉を使うと興奮して、身体的・心理的痛みを忘れるからというものがあります。根本的な理由を解決するのが最善でしょうが、自分の脳や心、体を守るために我慢せずに汚い言葉を口にしてみましょう。

汚い言葉は心の痛みも小さくする

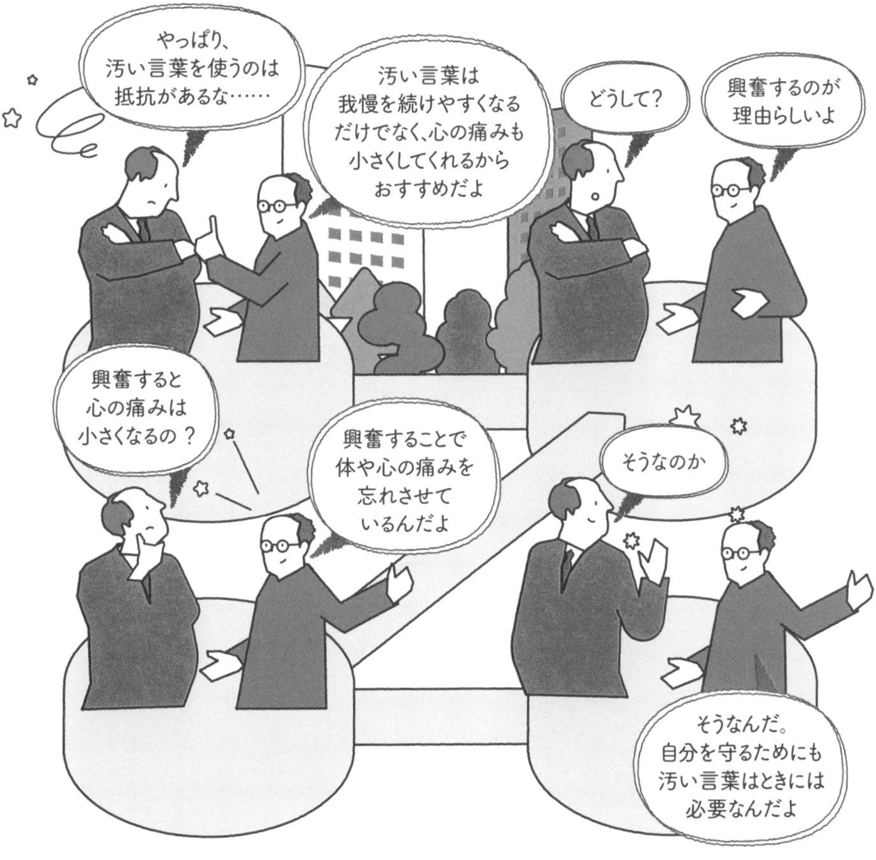

やっぱり、汚い言葉を使うのは抵抗があるな……
汚い言葉は我慢を続けやすくなるだけでなく、心の痛みも小さくしてくれるからおすすめだよ
どうして？
興奮するのが理由らしいよ
興奮すると心の痛みは小さくなるの？
興奮することで体や心の痛みを忘れさせているんだよ
そうなのか
そうなんだ。自分を守るためにも汚い言葉はときには必要なんだよ

我慢しなければいけないことや心・体にダメージを与えている直接的な原因を解決するのが最善の方法かもしれませんが、すべて解決できるとは限らないでしょう。自分を守るために他人を傷つけないように配慮して汚い言葉を使うのも選択肢のひとつ、と心にとどめておくと役に立つ場合があるかもしれません。

05 今まで、どのように課題を解決したか思い出してみる

課題や不安を解決するために、原因探しをし過ぎるとネガティブ思考に陥りやすくなります。

心配ごとや不安など何か心の問題を抱えているときに、その問題を解決するために原因を探し解決しようとするでしょうが、これには大きな落とし穴があります。**原因を探すために、現状が悪いという前提からさらにその要素を探していくので、ネガティブ思考に陥りやすくなるのです**。心の問題を解決したいなら、「**サバイバル・クエスチョン**」を用いてみましょう。

原因探しはネガティブ思考に陥りやすい

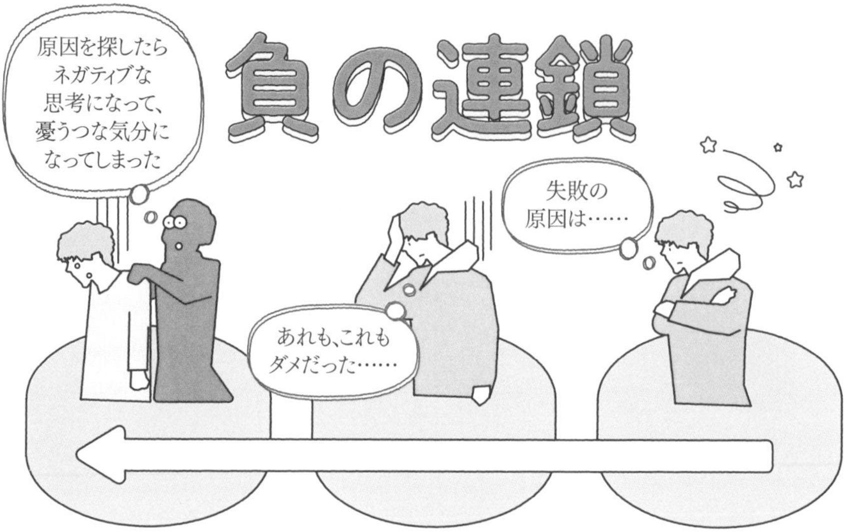
負の連鎖
原因を探したらネガティブな思考になって、憂うつな気分になってしまった
失敗の原因は……
あれも、これもダメだった……

心配ごとや不安などを解決しようと、その原因を探そうとするとネガティブ思考に陥りやすくなります。なぜなら、原因を探すために、現状が悪いという前提からさらにその要素を探していくからです。問題を解決するために原因を特定するのは大切ですが、必要以上に考え過ぎないようにしたほうがいいでしょう。

「そんなひどい状況をどうやって乗り越えてきたの？」と、問いかけてみましょう。**乗り越えられたなかに解決への糸口があるはずです**。乗り越えられた要因を時間をかけていいので、書き出してください。今の問題を解決できる方法が見つかるかもしれません。解決の糸口は常に自分のなかにある、もう解決ははじまっていると思うと、心が楽になるでしょう。

サバイバル・クエスチョン

サバイバル・クエスチョンのポイントは「そんなひどい状況をどうやって乗り越えてきたの?」と問いかけることです。

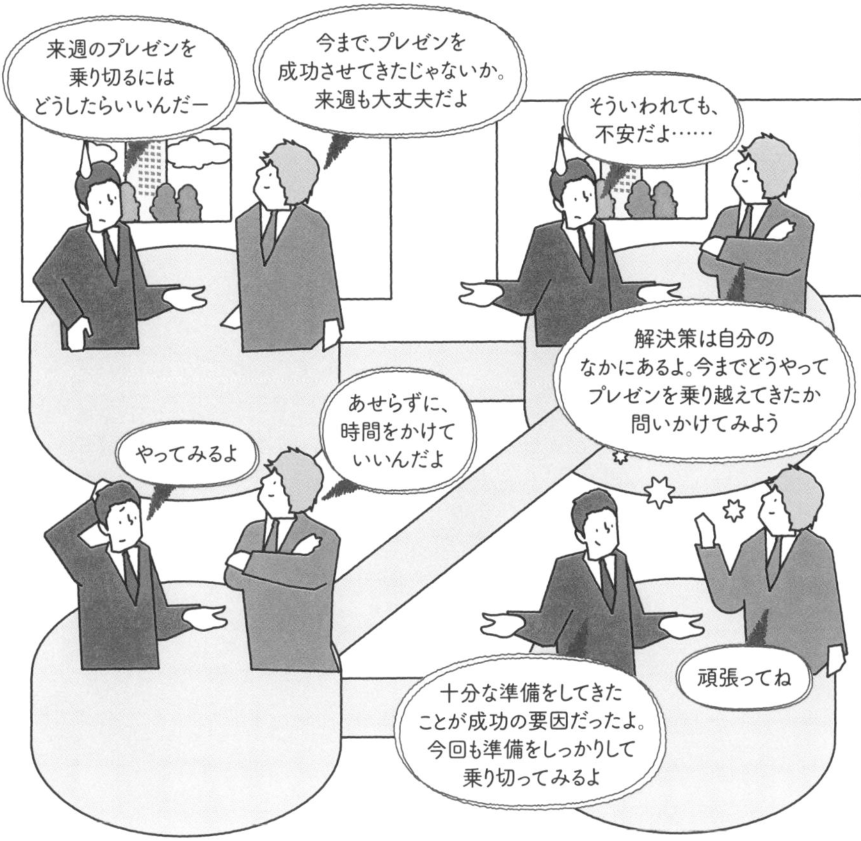
来週のプレゼンを乗り切るにはどうしたらいいんだー
今まで、プレゼンを成功させてきたじゃないか。来週も大丈夫だよ
そういわれても、不安だよ……
解決策は自分のなかにあるよ。今までどうやってプレゼンを乗り越えてきたか問いかけてみよう
あせらずに、時間をかけていいんだよ
やってみるよ
十分な準備をしてきたことが成功の要因だったよ。今回も準備をしっかりして乗り切ってみるよ
頑張ってね

みなさんは、今まで多くの困難を乗り越えてきたでしょう。今抱えている不安や悩みの解決の糸口の多くはみなさんの経験のなかにあることが多いかもしれません。

06 WHOからすればスマホ・ゲーム依存は騒ぎ過ぎ

重大な障がいや苦痛が生じていなければ、「依存症」「障がい」と心配する必要はありません。

一時期、話題になった、ゲームをすることで脳に悪影響を与えるとされる「ゲーム脳」ですが、現在はエセ科学といわれ、さまざまな研究者から批判されています。スマホ依存やゲーム依存が心配されるのはこの名残かもしれません。**スマホ・ゲーム依存を心配する人はいますが、重大な障がいや苦痛が生じなければ「依存症」ではないので、必要以上に心配する必要はありません。**

心配し過ぎなゲーム・スマホ依存

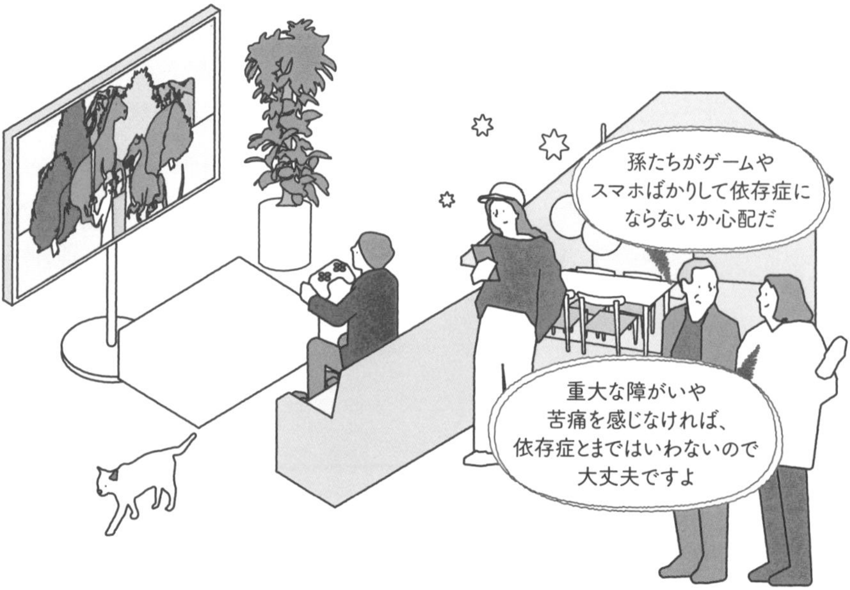
孫たちがゲームや
スマホばかりして依存症に
ならないか心配だ
重大な障がいや
苦痛を感じなければ、
依存症とまではいわないので
大丈夫ですよ

ゲームやスマホ依存の危険性を訴える報道や書籍を見聞きすることがあるでしょうが、重大な障がいや苦痛を感じなければ依存症とまではいわないので、依存症を必要以上に心配する必要はないでしょう。

SNSやゲームは子どもの認知機能に影響を与えないとする、米国の実験結果も報告されています。そればかりか、**ゲームで賢くなる**ともこの実験から報告されています。ゲームを行っている時間が長いほうが認知機能の向上が見られたそうです。P148の我慢の実験と一緒に考えてみると、ゲームやスマホ依存を心配して我慢するほうが、脳にはよくないことかもしれません。

ゲームで賢くなる？

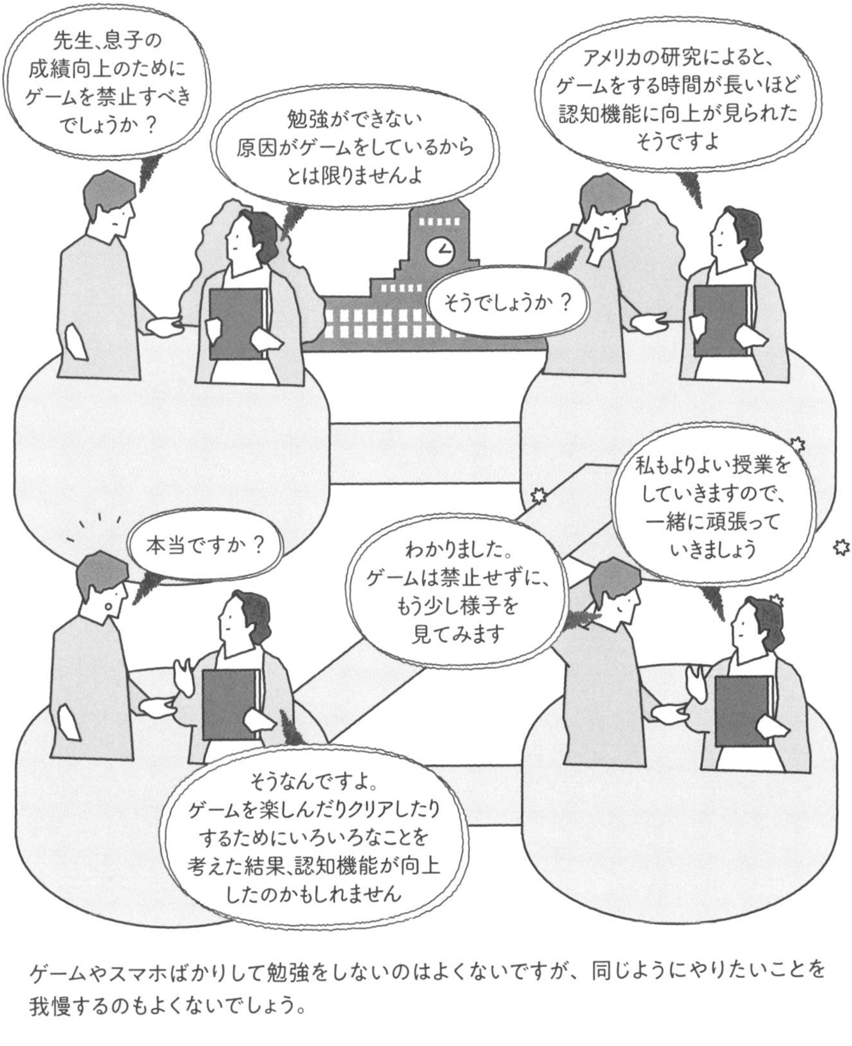
先生、息子の成績向上のためにゲームを禁止すべきでしょうか？
勉強ができない原因がゲームをしているからとは限りませんよ
アメリカの研究によると、ゲームをする時間が長いほど認知機能に向上が見られたそうですよ
そうでしょうか？
本当ですか？
わかりました。ゲームは禁止せずに、もう少し様子を見てみます
私もよりよい授業をしていきますので、一緒に頑張っていきましょう
そうなんですよ。ゲームを楽しんだりクリアしたりするためにいろいろなことを考えた結果、認知機能が向上したのかもしれません

ゲームやスマホばかりして勉強をしないのはよくないですが、同じようにやりたいことを我慢するのもよくないでしょう。

07 性格を構成する5つの主要因子とは？

自分の性格を知ることで、ストレスや孤独感への耐性があるかなど、さまざまな自分の特徴を知ることができます。

心理学の理論のひとつに、**ビックファイブ理論**があります。ルイス・R・ゴールドバーグが提唱した説で、**人間の性格は「外向性（内向性）」「開放性（好奇心）」「誠実」「協調性」「神経症的傾向」の５つの因子から成り立つとされる考え方です**。それぞれの遺伝率はおよそ50％です。性格は無理に変えようとするより、うまく付き合おうとするほうが賢い選択です。

ビッグファイブ理論

５つの因子の組み合わせや高低を調べることで個人の性格や行動傾向がわかるといわれています。

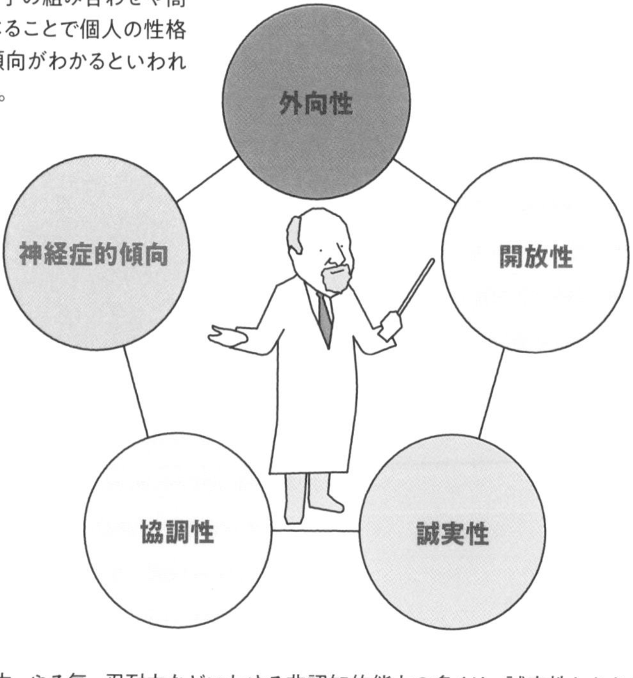

やり抜く力、やる気、忍耐力などいわゆる非認知的能力の多くは、誠実性とかかわります。

ビッグファイブはアンケート項目への反応で調べます。その結果を人材配置や社員教育に利用する企業もなかにはあるようです。生成AIは大量の文章を学びます。**その結果、AIにもビッグファイブらしい特徴が表れます。性格には遺伝要因が大きい一方、経験や学習の効果も大きいです**。無理に性格を変える必要はありませんが、さまざまな経験や学習をしていきましょう。

多様な目的で活用されるビッグファイブ理論

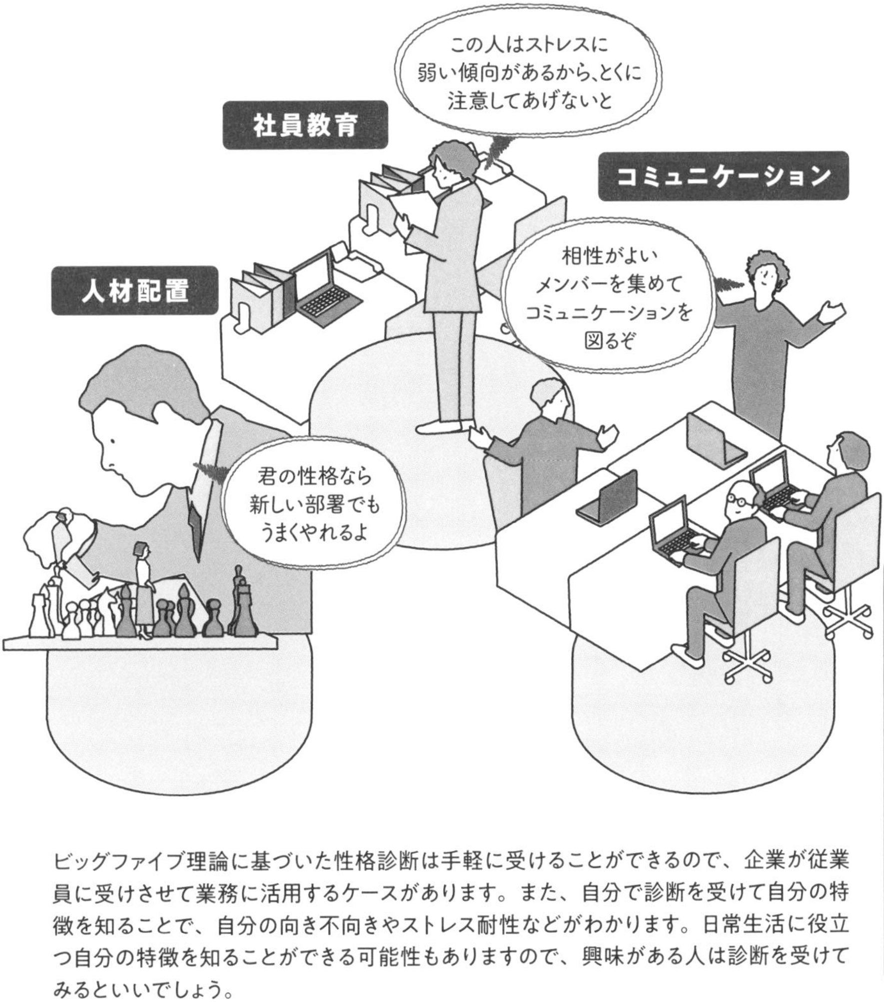
この人はストレスに
弱い傾向があるから、とくに
注意してあげないと
社員教育
コミュニケーション
相性がよい
メンバーを集めて
コミュニケーションを
図るぞ
人材配置
君の性格なら
新しい部署でも
うまくやれるよ

ビッグファイブ理論に基づいた性格診断は手軽に受けることができるので、企業が従業員に受けさせて業務に活用するケースがあります。また、自分で診断を受けて自分の特徴を知ることで、自分の向き不向きやストレス耐性などがわかります。日常生活に役立つ自分の特徴を知ることができる可能性もありますので、興味がある人は診断を受けてみるといいでしょう。

08 神経症的傾向が強い人はストレスに弱い傾向がある

神経症的傾向が強い人はストレスや孤独感に弱い傾向があるようです。

ビッグファイブのうち、**神経症的傾向**は、敵意、不安、抑うつ、自意識、衝動性、傷つきやすさからなります。**神経症的傾向は、うつやいわゆる依存症など心の問題の予測因子です**。コロナ禍では不安傾向の強さがストレスや孤独感の感じやすさとかかわっていました。また、コロナ禍のような危機的状況下では、神経症的傾向がストレスや孤独感の脆弱性要因になります。

神経症的傾向が強い人の特徴

神経症的傾向が強い人はストレスや孤独感を感じやすかったりするなどマイナスな面もありますが、慎重に行動できたり細かな気配りができたりするなどのプラス面の特徴も当然あります。

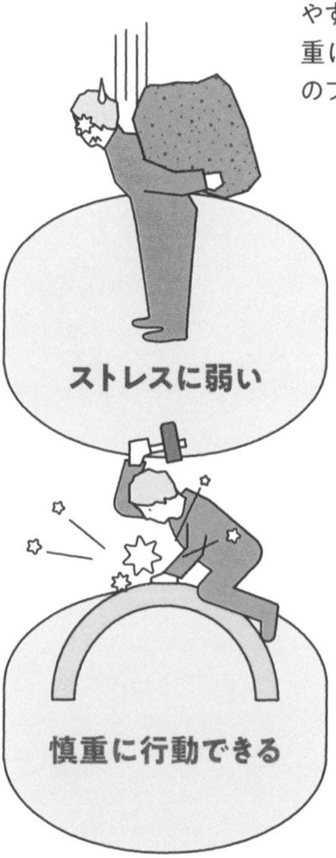

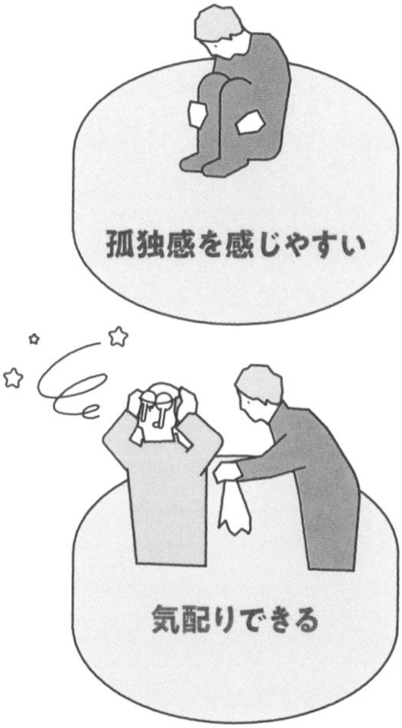

「自分勝手な人」「感情を抑えられない人」「衝動的な人」などは、やりたいことをやれているように見えるので、ストレスとは無縁と思われがちですが、実はストレスや孤独に弱い傾向があります。**コロナ禍で大声を出したりマスクの着用を求められいるのに正当な理由なく拒否したりするなどの自分勝手な問題行動が多かったのは、危機的状況下によるストレスのせいかもしれません。**

神経症的傾向のおおむね半分は環境による影響です。しかし、環境の影響は互いを似せない方向に働いています。ある環境を与えれば、みな神経症的傾向が低くなるなどということは起こりません。

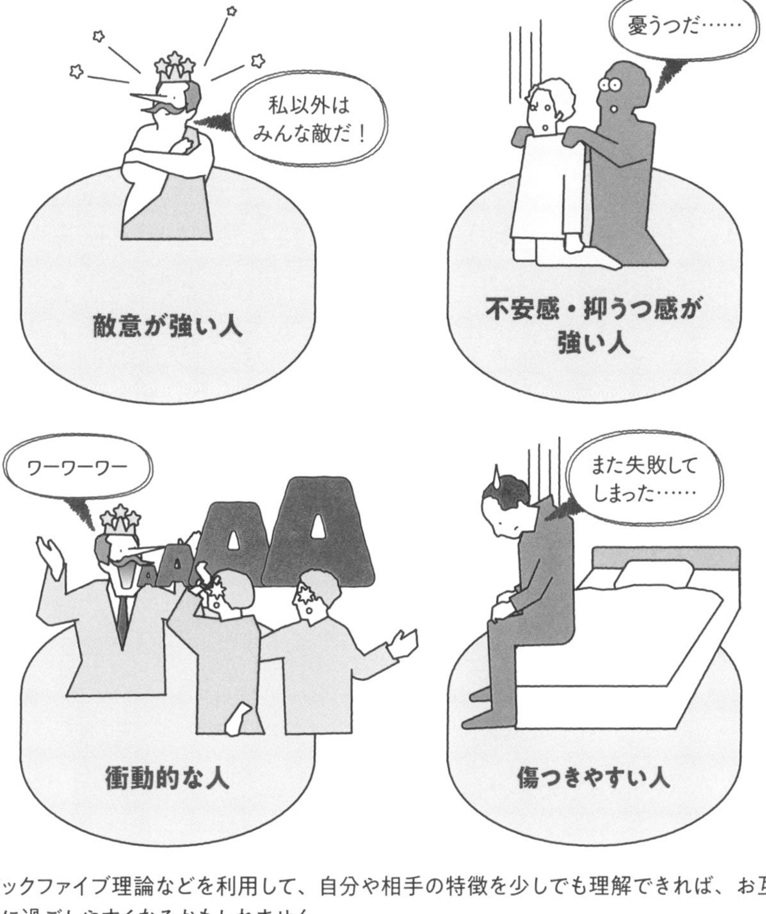
私以外は
みんな敵だ！
敵意が強い人
憂うつだ……
不安感・抑うつ感が
強い人
ワーワーワー
衝動的な人
また失敗して
しまった……
傷つきやすい人

ビックファイブ理論などを利用して、自分や相手の特徴を少しでも理解できれば、お互いに過ごしやすくなるかもしれません。

09

ワーキングメモリは危機的状況で圧迫される

ストレスや危機的状況で頭の働きが悪く感じるのは、ワーキングメモリの容量がそれらに圧迫されているからです。

実は、ワーキングメモリは**危機的状況**やストレスを感じると、それらに占拠されやすいという特徴があります。**危機的状況やストレスによってワーキングメモリの容量が圧迫されると、そのほかの情報処理が遅れ、頭の働きが悪くなりパフォーマンスが下がるようです**。神経症的傾向が強い人は危機感やストレスをとくに感じやすいので、注意しなければいけません。

ストレスはワーキングメモリを圧迫する

ワーキングメモリは、ピンチのときやストレスを感じると働きが悪化してしまいます。

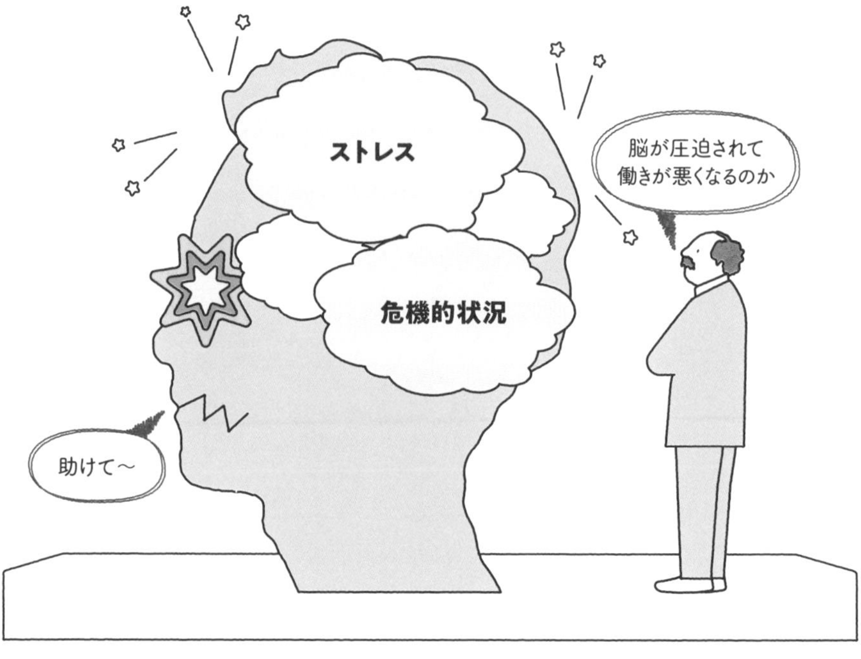
ストレス
危機的状況
脳が圧迫されて
働きが悪くなるのか
助けて～

ワーキングメモリが同時に扱える情報のまとまりは、3つか4つ。これを超えるとパニックになり、頭が働かなくなる可能性があります。神経症的傾向が強い人は、この傾向が強くなります。**危機感やストレス、孤独感を感じたら睡眠や運動などで気分転換を図ってください**。神経症的傾向が強くない人もストレスや孤独感は脳の敵と心得ておきましょう。

睡眠と適度な運動でリフレッシュする

頭がうまく働かないと感じたときには、睡眠や運動で気分をリフレッシュさせましょう。

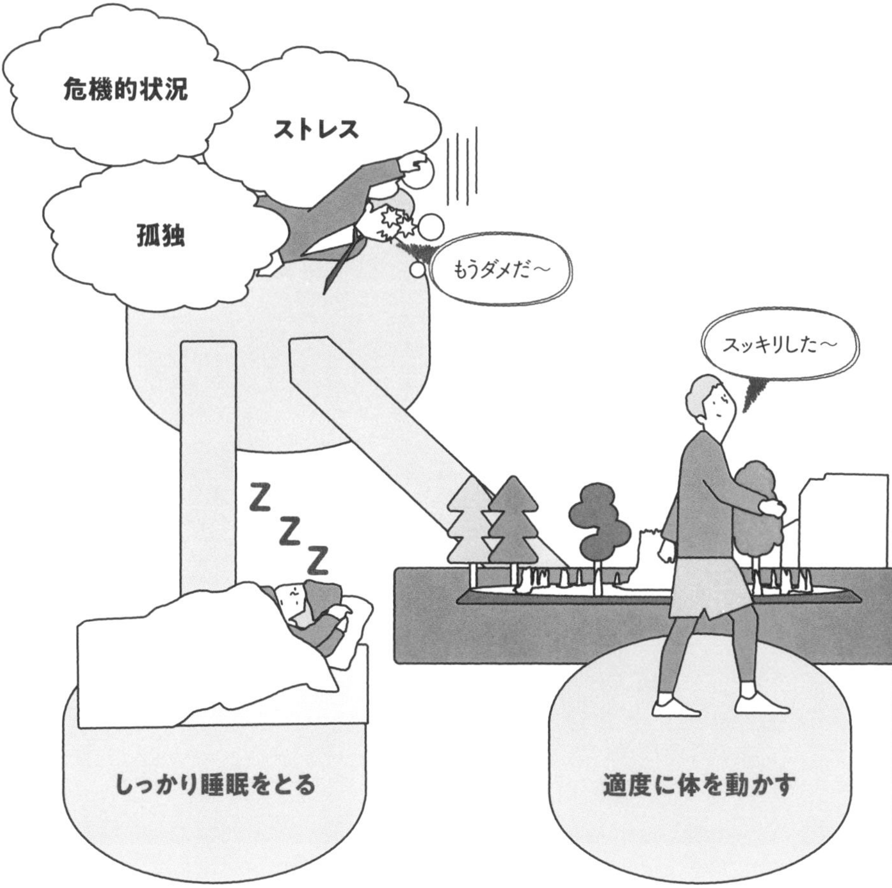
危機的状況
ストレス
孤独
もうダメだ～
スッキリした～
Z Z Z
しっかり睡眠をとる
適度に体を動かす

10 不安を書き出すと頭の働きがよくなる

ストレスや危機感を感じたら、不安に感じることを書き出してみましょう。

不安を書き出すとストレスや危機を感じているときでも頭が働くかもしれません。シカゴ大学のシアン・ベイロック教授らは、大学生20名に2回数学のテストを受けさせました。1回目はベストを尽くすようにと指示をしました。**2回目のテストでは、受ける前に成績が悪いと罰金、などと伝えてプレッシャーを与え、10名の学生にテストに関する不安を書かせました。**

ストレスで脳のパフォーマンスは低下する

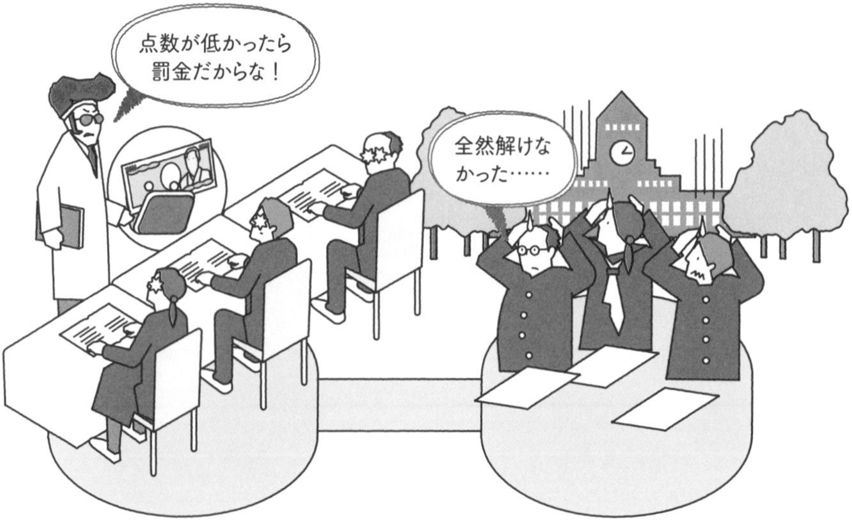
点数が低かったら罰金だからな！
全然解けなかった……

被験者に2度同じテストを解かせます。1回目は普段通りに、2回目は試験官がプレッシャーを与えます。

2回目では1回目より成績が12%下落しました。

テストの結果は、不安を書かなかった学生は1回目のテストに比べて成績が12%下落しました。プレッシャーにワーキングメモリが占拠され、力を発揮できなかったのです。不安を書き出した学生は5%成績が向上しました。高校生にも同じような実験を行いましたが、結果は同じ傾向でした。**不安や孤独感を感じたら気持ちを書き出してみるといいかもしれません。**

不安を紙に書き出すと力が発揮できる

前ページと同様に、テストを2回実施します。

問題を解く前に、不安なことを紙に書き出してもらいます。

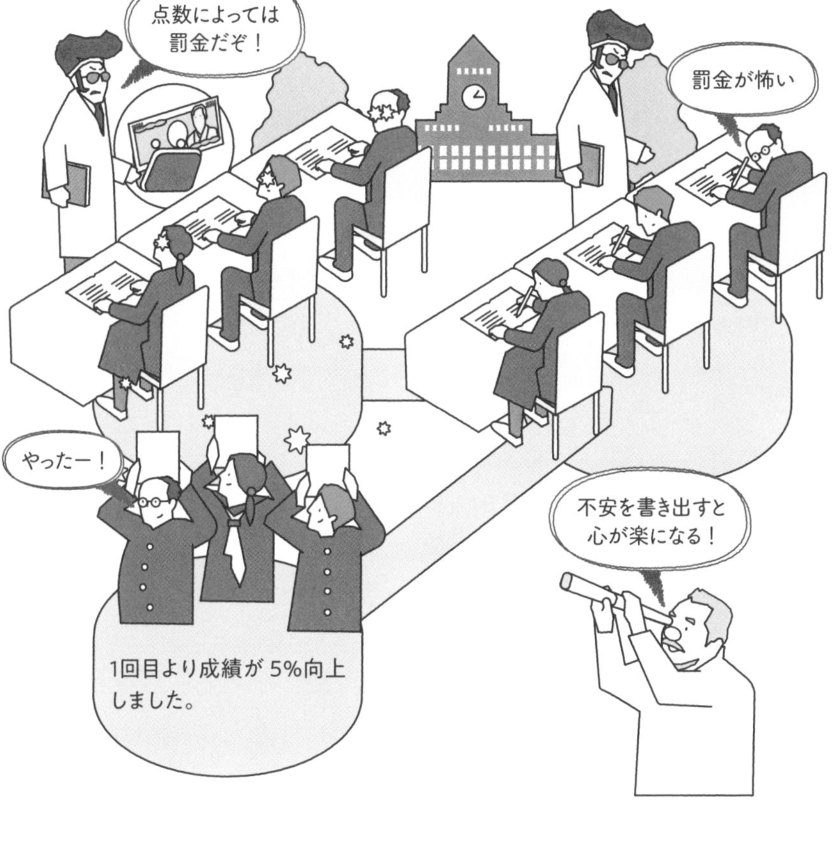
点数によっては
罰金だぞ！
罰金が怖い
やったー！
不安を書き出すと
心が楽になる！
1回目より成績が5%向上
しました。

KEY WORD → 外在化

11 不安は興奮に置き換えると記憶力が上がる？

不安を感じたら、ポジティブな発言や思考をして不安を興奮に置き換えましょう。

不安やストレスを書き出して観察可能な形にすることを「**外在化**する」といいます。誰かに話すことも外在化の一例です。自分の不安や弱みを伝えるのは勇気がいると思いますが、周囲に信頼できる人がいるならば思い切って話してみてください。**話せる人がいない、話しにくい場合はひとり言として言葉にするだけでも外在化できるでしょう。**

不安は外在化することが重要

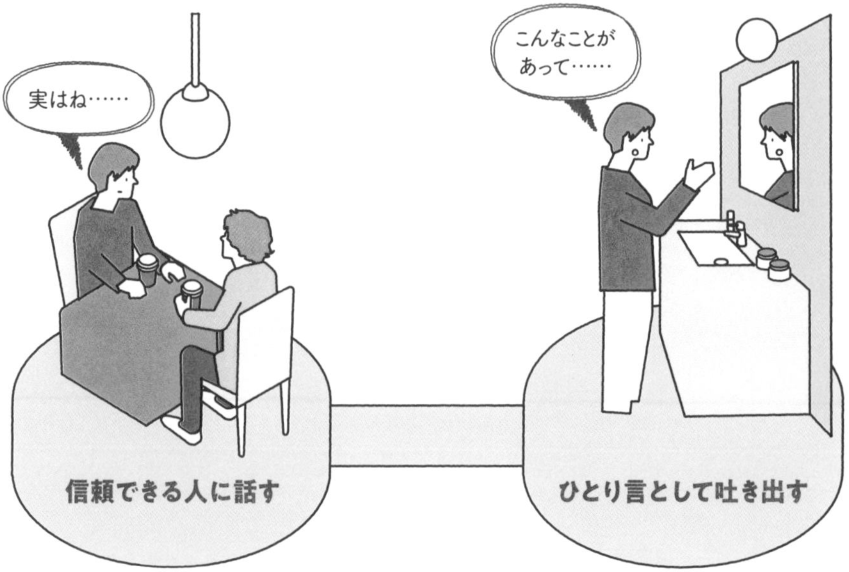
実はね……
信頼できる人に話す
こんなことがあって……
ひとり言として吐き出す

不安なことやストレスは実際に口に出し、客観視できる状態にしましょう。

不安を興奮として再評価するのも外在化のテクニックとして提案されています。

不安を興奮として再評価することで、不安を感じると活動するノルアドレナリン系の分泌が抑えられ、意欲を高めるドーパミン系が働きやすくなるといいます。また、記憶力やスキルアップも期待できます。「私はワクワクしている」「興奮するなぁ」などと、セルフトークをするとよいでしょう。

不安を興奮に置き換えると、やる気が上がる

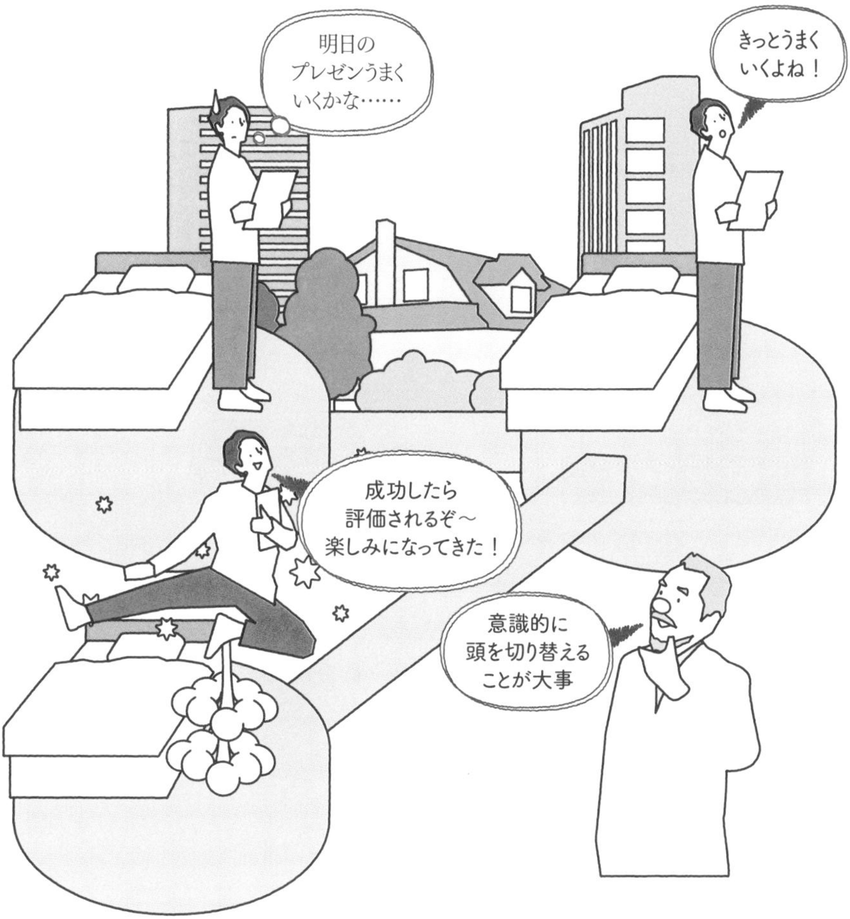
明日の
プレゼンうまく
いくかな……
きっとうまく
いくよね！
成功したら
評価されるぞ～
楽しみになってきた！
意識的に
頭を切り替える
ことが大事

頭のなかが不安でいっぱいなときこそ、ポジティブな発言をするように心がけましょう。脳の働きが向上します。

KEY WORD → 余暇活動

12 余暇活動をすると認知症の発症リスクが低下する

生存や生活に直接関係のない余暇活動をすると認知症発症リスクが低下するという調査結果があるようです。

余暇活動は脳にとっても大切です。余暇活動がアルツハイマー病や認知機能低下予防に役立つ可能性があると、アメリカ国立衛生研究所や北京大学から報告されています。仕事や生活で余暇活動の余裕がないという人もいるかもしれませんが、頭や体を動かしたり人とかかわったり、ただリラックスしたりするなど、**余暇活動の時間をなるべく持つように意識しましょう**。

余暇活動が認知症のリスクを下げる

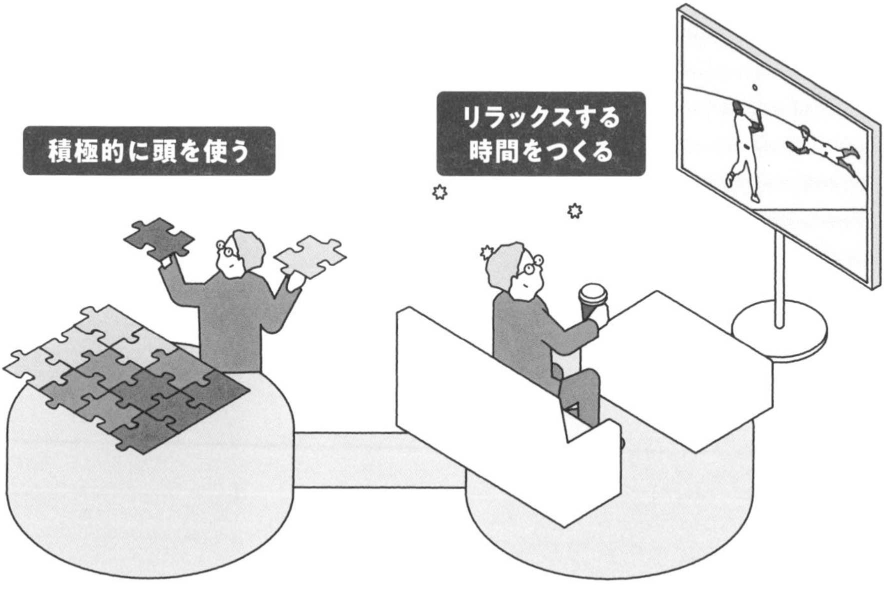

パズルやクイズなど頭を使う趣味を持ったり、リラックスする時間をつくったりすることで、認知症リスクを下げられます。

余暇活動が認知症のリスクが低いこととかかわることが報告されています。**体を動かす余暇活動では全認知症のリスクが17%程度低く、社会的な活動を行う余暇活動では7%、頭を使う余暇活動では23%の低下が報告されています**。お金や時間がかかる活動、かからない活動などさまざまな余暇活動がありますが、自分が無理なく楽しくできる余暇活動をしていきましょう。

身体的活動もおすすめ

全認知症の発症リスクをもっとも低下させるのは認知的活動ですが、身体的活動には認知的・社会的活動には認められなかった、血管性認知症の発症リスクを低下させることが認められました。

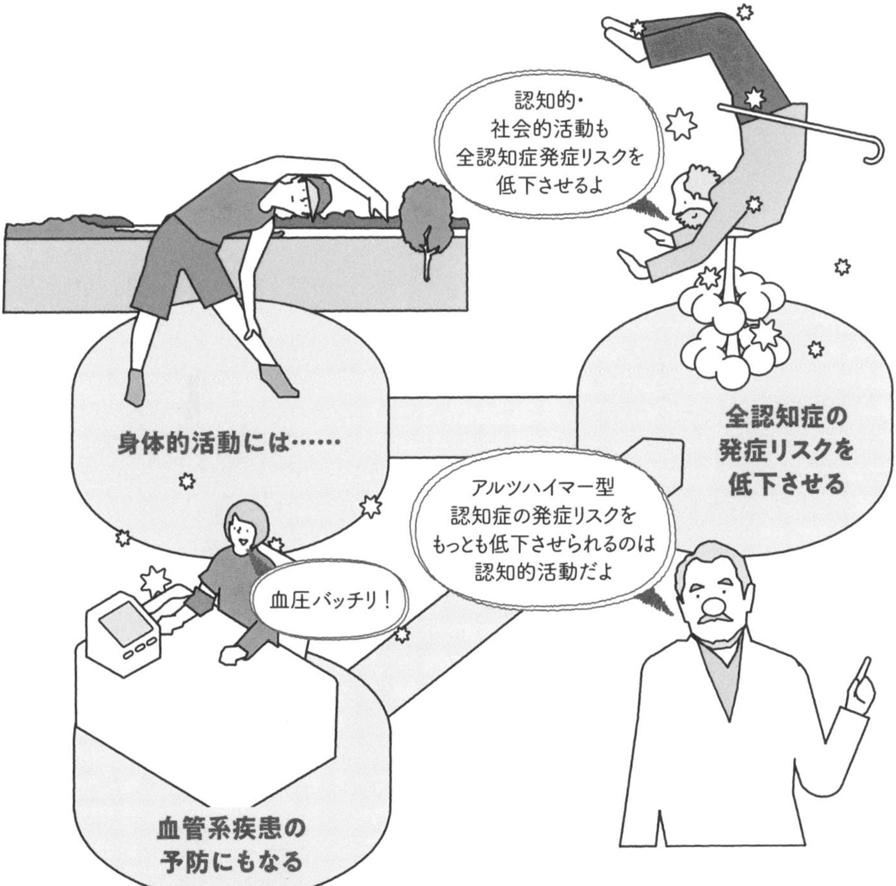
認知的・
社会的活動も
全認知症発症リスクを
低下させるよ
身体的活動には……
全認知症の
発症リスクを
低下させる
アルツハイマー型
認知症の発症リスクを
もっとも低下させられるのは
認知的活動だよ
血圧バッチリ！
血管系疾患の
予防にもなる

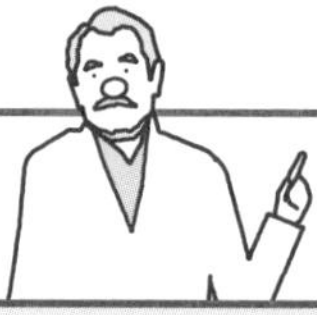

Column 07

人間の脳が「10%しか使われていない」はエビデンスのない都市伝説

人間の脳は10%しか使われておらず、残り90%に未知の力が秘められている。そんな設定のSFドラマを見たことはありませんか。ドラマの設定のように、本当に人間の脳は、10%しか使われていないのでしょうか。もしそうなら、私たち人類の未来はとても明るいものになるでしょう。

この説はとてもロマンがありますが、あくまでフィクション。

1950年代に活躍したアメリカの心理学者でヤーキーズ霊長類研究所の教授カール・ラシュレーが唱えた説が、このような形で伝わっているようです。

ラシュレーは大脳の一部を切除したネズミの学習実験で、「脳は部位によって機能は分かれておらず、すべてを使っていない」と仮説を立てました。もちろん現在では、この説は否定されていますが、ここにさまざまな創作が入り込み、都市伝説のように広まったのが「脳は10%しか使われていない説」なのです。

一方で、脳が獲得していくニューラルネットワークはある意味無限です。何かを学べば、そういう神経細胞のつながりができます。その視点からすると、脳は○○%使われているという表現自体がナンセンスです。分母が決まらないわけですから、何%という表記はできませんよね。

今みなさんの目の前には、大量のデータを飲み込みネットワークを無限に拡大していく生成AIがあります。また、小脳を模した仕組みを組み込んだロボットを仮想空間で何百台と学習させ、運動を深化させる試みを見ることもできます。そして、そういう仕組みを使うことで個々の脳はその個々の限界を軽々と超えていきます。

脳は個体ではなくつながりです。それも人同士に限定されないつながりでさらに可能性を広めていきます。○%しか脳は使われていない、と思うのはとてももったいないことです。脳の可能性は無限大、そう思ったほうがより大きな可能性を想像することができるでしょう。

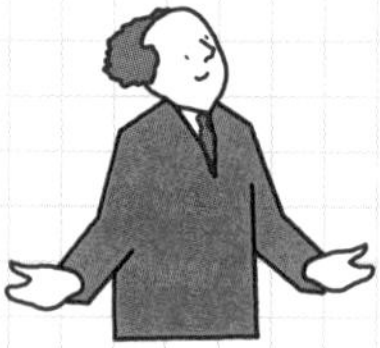

おわりに

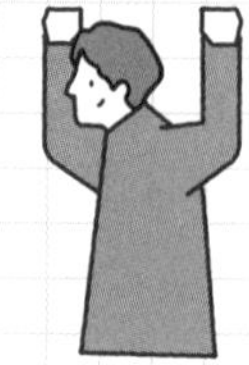

心身ともに健康で脳を使い続けましょう

脳は使ってみないとわからない。脳科学の黎明期からいわれてきたことです。今、そのリアルが私たちを直撃しています。

脳はどうやって考えるんだろう、どうやってスキルを身につけるんだろう。ニューロンのつながり方、脳の各部位の働き、巨大なネットワークのダイナミックな連動、それらが明らかになっても消えないもやもやが、ようやく消えつつあります。

サクサク答え、思考しているかに見える生成AI。仮想空間で一気に学習を進める小脳型ロボット。それらを目の当たりにして、ああ、そんなもんなんだ、考えるって。そういうことなんだ、うまくなるって。結局、外界との矛盾を最小化していく過程が脳なのね、と。

それはちょうど、記憶って何なんだろう、という問いに対して、こう記憶回路を組めば記憶が保持でき、引き出せる。日々、スマホやPCでそのリアルに接していると、記憶ってそんなもんなのねと疑問が疑問でなくなるのに似ています。小難しくいえば、自由エネルギー原理、誤差最小化の過程が脳です。

それゆえ、生きているだけで脳が楽になるティップスが生まれます。うまいこと心の軋轢や目的と結果の誤差を小さくする方法。それは絶えず少しずつ動きシステムを変えながら変容する、しかも一個で完結しているわけではない脳だからこそ、これが答え！　にはならない片々の方法になります。

この本は、そんなあれこれを集めました。みなさまのお役に立てれば幸いです。

篠原菊紀

主要参考文献・ウェブサイト

『大人の脳科学常識 頭が冴えわたる脳の鍛え方』（トキオ・ナレッジ 著、宝島社）

『一生衰えない脳のつくり方・使い方』（築山節 著、さくら舎）

『脳から変えるダメな自分』（築山節 著、NHK 出版）

『脳が冴える 15 の習慣』（築山節 著、NHK 出版）

『脳から自分を変える 12 の秘訣』（築山節 著、新潮社）

『脳の強化書』（加藤俊徳 著、あさ出版）

『もっと脳の強化書 2』（加藤俊徳 著、あさ出版）

『100 歳まで成長する脳の鍛え方』（加藤俊徳 著、主婦の友社）

『脳は平気で嘘をつく』（植木理恵 著、KADOKAWA）

『もの忘れとウツがなくなる「脳」健康法』（奥村歩 著、静山社）

『記憶力の脳科学』（柿木隆介 著、大和書房）

『運がいいと言われる人の脳科学』（黒川伊保子 著、新潮社）

『脳内麻薬』（中野信子 著、幻冬舎）

『脳に悪い 7 つの習慣』（林成之 著、幻冬舎）

『結果を出せる人になる！「すぐやる脳」のつくり方』（茂木健一郎 著、学研プラス）

『脳科学は人格を変えられるか？』（エレーヌ・フォックス 著、文藝春秋）

『面白いほどよくわかる脳のしくみ』（高島明彦 監、日本文芸社）

e- ヘルスネット 『ブレスローの 7 つの健康習慣を実践してみませんか？』
https://www.e-healthnet.mhlw.go.jp/information/food/e-04-002.html

体内時計 .jp 『体内時計を調節するホルモン、メラトニン』
https://www.tainaidokei.jp/mechanism/3_3.html

日本経済新聞 『脳を鍛えるコツ 3 つ　脳トレは筋トレより早く効果あり』
https://www.nikkei.com/nstyle-article/DGXMZO73383850Z20C21A6000000/

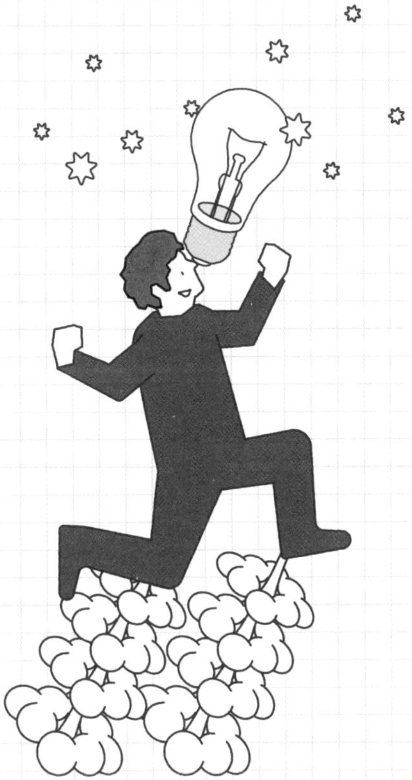

STAFF

編集	細谷健次朗、山崎翔太（株式会社 G.B.）
編集協力	吉川はるか
執筆協力	野村郁朋、川村彩佳、上田美里、幕田圭太
本文イラスト	本村 誠
カバーイラスト	ぷーたく
本文デザイン	別府 拓、奥平菜月 (Q.design)
DTP	G.B. Design House

監修 篠原菊紀　Kikunori Shinohara

長野県茅野市生まれ。東京大学教育学部卒業、同大学院教育学研究科修了。東京理科大学諏訪短期大学講師・助教授、公立諏訪東京理科大学共通教育センター教授を経て、現在は同大学の教授・学生相談室長、東京理科大学総合研究院併任教授、茅野市縄文ふるさと大使を務める。応用健康科学、脳科学の専門家として、テレビやラジオなどメディアへの出演・監修を通じ、脳科学の知見を発信。主な著書に『勉強にハマる脳の作り方』（フォレスト出版）、『未来の記憶のつくり方』（化学同人）などがある。

集中力、記憶力、メンタルが強くなる！

脳の鍛え方見るだけノート

2024年3月11日　第1刷発行

監　修　　篠原菊紀

発行人　　関川 誠
発行所　　株式会社 宝島社
〒102-8388
東京都千代田区一番町25番地
電話　営業：03-3234-4621
編集：03-3239-0928
https://tkj.jp

印刷・製本　サンケイ総合印刷株式会社

Printed in Japan
ISBN 978-4-299-05257-5

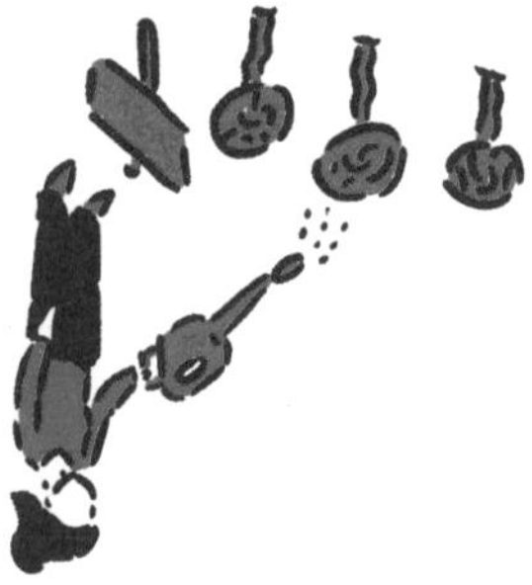